Die Ausgleichungsrechnung

nach der

Methode der kleinsten Quadrate

und ihre spezielle Anwendung auf die Geodäsie

nebst einem Anhange von Beispielen

von

Richard Ahrens

Kgl. Landmesser

Mit 13 Figuren

Leipzig

G. J. Göschen'sche Verlagshandlung

1906

Spamersche Buchdruckerei, Leipzig-R.

Inhaltsverzeichnis.

Abschnitt D.

Ausgleichung bedingter Beobachtungen.

Abschnitt E.

Aufgaben.

I. Kapitel.

Aufgaben über vermittelnde Beobachtungen.

II. Kapitel.

Ausgleichung von Aufgaben nach bedingten Beobachtungen.

Abschnitt A.

§ 1. Einleitung.

Alle unsere Messungen sind mit kleinen Fehlern behaftet, die teils der Unvollkommenheit der zu ihrer Beobachtung benutzten Instrumente, teils der Unvollkommenheit der Sinne des Beobachters, teils anderen unberechenbaren Einflüssen zuzuschreiben sind. Diese Fehler, welche das Resultat unserer Beobachtungen gesetzlos beeinflussen, so daß es bald mehr bald weniger, bald nach der einen, bald nach der anderen Seite von dem wahren Werte der Beobachtung abweicht, nennen wir unregelmäßige, auch zufällige Fehler.

Wohl davon zu unterscheiden sind jene regelmäßigen oder konstanten Fehler, die unter gleichen Umständen in gleicher Weise die Messungsergebnisse in demselben Sinne beeinflussen, die jedoch, wenn sie auch durch die Art der Messung nicht ganz beseitigt werden können, in ihrer Ursache und Wirkung erkennbar sind und sich in jedem Falle berechnen lassen.

Die Ausgleichungsrechnung beschäftigt sich ausschließlich mit den Fehlern der ersten Gattung, nicht aber mit den konstanten oder gar groben Fehlern. Letztere müssen vielmehr ganz der Beobachtung fern bleiben, jene durch geeignete Messungsmethoden fortgeschafft, berechnet und bei dem Endresultat in Rücksicht gezogen werden.

Im folgenden sollen nur Beobachtungen in den Kreis unserer Betrachtungen gezogen werden, die frei von konstanten Fehlern sind, und es soll derjenige Fehler resp. Verbesserung berechnet werden, der die größte Wahrscheinlichkeit hat, das Resultat der Wahrheit am nächsten zu bringen.

Diese Aufgabe zu lösen ist Gegenstand der Ausgleichungsrechnung nach der Methode der kleinsten Quadrate, wie sie von ihrem Entdecker Gauß im Jahre 1795 resp. 1809 genannt wurde.

§ 2. Prinzip der Ausgleichung.

Durch einmaliges Beobachten einer Größe sind wir noch nicht klar, ob und welchen Fehler wir begangen haben. Erst wenn wir die Beobachtung häufiger machen, haben wir eine Vorstellung von dem Fehler und seiner Größe. Haben wir z. B. in einem Dreieck zwei Winkel gemessen, den dritten aber durch Rechnung bestimmt, so bleiben wir im unklaren über den begangenen Fehler. Erst die Messung des dritten Winkels gibt uns durch die Differenz der gemessenen und der theoretischen Winkelsumme Aufschluß über den begangenen Fehler. Aus diesem Grunde müssen wir also bei der Ausgleichung immer mehr Beobachtungen haben, als zur einmaligen Bestimmung der auszugleichenden Größe notwendig sind.

Durch die überschüssigen Beobachtungen werden wir, da sie nicht übereinstimmen, auf das Vorhandensein von Fehlern aufmerksam gemacht. Da aber jede Beobachtung die Wahrscheinlichkeit für sich hat, der wahren Größe sehr nahe zu kommen, so ist klar, daß wir aus den mit zufälligen Fehlern behafteten Beobachtungen nicht die streng richtigen Werte finden, sondern die günstigsten, d. h. solche, die der Wahrheit sehr nahe kommen.

Um zu diesen Näherungswerten zu gelangen, müssen wir jeder Beobachtung eine Verbesserung zulegen, so daß alle verbesserten Werte übereinstimmen oder als Teile eines Ganzen dieses Ganze in der richtigen Weise ergeben. Gleichzeitig entspricht es aber auch dem Verstande, möglichst wenig an den Beobachtungen zu ändern, und somit stellen wir den Hauptsatz auf:

„Die Summe der Quadrate der Verbesserungen soll ein Minimum sein."

Bezeichnen wir mit l_1 l_2 l_3 die verschiedenen Beobachtungen, mit x den Wert, der die größte Wahrscheinlichkeit hat, der richtige zu sein, mit v_1 v_2 v_3 . . . die jeder Beobachtung zukommende Verbesserung, so lassen sich die letzteren herleiten aus:

$$v_1 = x - l_1$$
$$v_2 = x - l_2$$
$$v_3 = x - l_3 .$$

Es besteht nun die Bedingung, daß die Summe der Quadrate der Verbesserungen ein Minimum sein soll; also:

$$v_1^2 + v_2^2 + v_3^2 + \dots$$

ein Minimum, oder durch Einführung der obigen Werte für v

$$(x - l_1)^2 + (x - l_2)^2 + (x - l_3)^2 + \dots = [v\,v]$$

ein Minimum.

Hieraus läßt sich durch Behandlung nach dem Taylorschen Lehrsatze von den Maxima und Minima der günstigste Wert herleiten, wie weiter unten gezeigt wird. Zum besseren Verständnis sei noch gesagt, daß

mit $[v]$ die Summe $v_1 + v_2 + v_3 + \dots$,

mit $[a]$ die Summe $a_1 + a_2 + a_3 + \dots$,

überhaupt mit allen von einer eckigen Klammer umschlossenen Ausdrücken die Summe gleichartiger, nur in der Ordnungszahl verschiedener Ausdrücke bezeichnet wird.

§ 3. Die verschiedenen Arten von Fehlern.

Der Durchschnittsfehler D ist der Quotient aus der absoluten Summe der wahren Fehler ε dividiert durch ihre Anzahl. Z. B. seien bei der Messung einer Linie folgende wahren Fehler unterlaufen:

$$0{,}01\,m \quad 0{,}03\,m \quad 0{,}05\,m \quad 0{,}06\,m \quad 0{,}08\,m ,$$

so ist der Durchschnittsfehler

$$D = \frac{0{,}01 + 0{,}03 + 0{,}05 + 0{,}06 + 0{,}08}{5} = \frac{23}{5} = 0{,}046\,m .$$

Der mittlere Fehler ist die Quadratwurzel aus der Summe der Quadrate der wahren Fehler einer Beobachtungsart dividiert durch ihre Anzahl:

$$m^2 = \frac{[\varepsilon\,\varepsilon]}{n}; \qquad m = \pm\sqrt{\frac{[\varepsilon\,\varepsilon]}{n}} .$$

Auf voriges Beispiel angewendet ergibt sich

$$m^2 = \frac{0{,}0001 + 0{,}0009 + 0{,}0025 + 0{,}0036 + 0{,}0064}{5}$$

$$= \frac{0{,}0135}{5} = 0{,}0027\,,$$

$$m = \pm 0{,}05\,.$$

Dieser Fehler heißt auch die mittlere Abweichung vom arithmetischen Mittel.

Den wahrscheinlichen Fehler erhält man, wenn man alle bei einer Messung überhaupt möglichen wahren Fehler ohne Rücksicht auf ihre Vorzeichen der Größe nach ordnet und denjenigen herausgreift, der von den übrigen ebenso oft überschritten, als nicht erreicht wird. Aus folgender Fehlerreihe: 0 0 1 1 1 1 2 2 2 2 3 3 3 3 4 4 4 4 5 5 ist der wahrscheinliche Fehler 2,5, da dieser von den ersten Fehlern zehnmal nicht erreicht, von den anderen zehnmal überschritten wird.

Sind die wahren Fehler unendlich und folgen sie dem Gaußschen Fehlergesetz, so ist der wahrscheinliche Fehler $W = 0{,}6745\,m$ und der Durchschnittsfehler $D = 0{,}8000\,m$, wo m den mittleren Fehler bezeichnet.

§ 4. Ausgleichungsaufgaben.

Die Aufgaben, bei denen die Methode der kleinsten Quadrate angewendet wird, sind sehr mannigfaltig, und wir gliedern sie in folgende drei Abteilungen:

1. Ausgleichung direkter Beobachtungen: Die unbekannten Größen sind untereinander unabhängig und unmittelbar beobachtet. Jede Größe kann für sich allein behandelt werden.

2. Ausgleichung vermittelnder Beobachtungen: Die auszugleichenden Größen, die zwar unabhängig voneinander sind, können nur im Zusammenhange mit anderen Größen, also mittelbar beobachtet werden.

3. Ausgleichung bedingter Beobachtungen: Die gesuchten Größen, die unmittelbar beobachtet werden, müssen gewissen Bedingungen genügen, wie z. B. die Winkel in einem Viereck 360° ergeben müssen.

Abschnitt B.

Ausgleichung direkter Beobachtungen.

§ 1. Fehlerfortpflanzungsgesetz.

Zur Beurteilung der Genauigkeit von Messungen ist es notwendig zu wissen, wie sich die mittleren Fehler der Einzelbeobachtungen auf ganze Aufnahmen fortpflanzen.

a) Angenommen, es sei

1. $x = a \cdot l$, wo x der günstigste Wert aus einer Reihe von Beobachtungen, l der einer einzelnen Beobachtung, a ein beliebiger Koeffizient ist.

Ferner:

2. $X = a \cdot L$, wo X = wahrer Wert der Unbekannten, L = wahrer Wert der Beobachtung ist.

Subtrahieren wir 1 von 2, so ist

3. $X - x = a(L - l)$. Die erste Größe $X - x$ stellt demnach den wahren Fehler der Ausgleichungsgröße, die zweite $L - l$ den wahren Fehler der Beobachtung dar, die wir mit ε_x bzw. ε bezeichnen. Wir erhalten also:

4. $\varepsilon_x = a \cdot \varepsilon$. Nehmen wir die Beobachtung als das arithmetische Mittel verschiedener direkter Beobachtungen an, so ist:

$$\varepsilon_x^2 = \frac{\varepsilon_x'^2 + \varepsilon_x''^2 + \varepsilon_x'''^2 + \ldots}{n} = \frac{a^2\,\varepsilon'^2 + a^2\,\varepsilon''^2 + a^2\,\varepsilon'''^2 + \ldots}{n}$$

$$= \frac{a^2(\varepsilon'^2 + \varepsilon''^2 + \varepsilon'''^2 + \ldots)}{n},$$

$$\varepsilon_x^2 = a^2\,\frac{[\varepsilon'^2 + \varepsilon''^2 + \varepsilon'''^2 + \ldots]}{n}.$$

Die ε sollen dieselben sein, so ist also, wenn wir zum mittleren Fehler übergehen:

$$m_x^2 = a^2 \frac{[\varepsilon\varepsilon]}{n} = a^2 m^2 ,$$

$$m_x = \pm a m .$$

b) Eine Größe x setze sich zusammen aus den beiden beobachteten Größen l_1 und l_2, also:

$$x = l_1 + l_2$$

Es sei ferner, wie oben:

$$X = L_1 + L_2$$

Durch Subtraktion erhalten wir:

$$X - x = L_1 - l_1 + L_2 - l_2$$

$$\varepsilon_x = \varepsilon_1 + \varepsilon_2 .$$

Jede beobachtete Größe l_1 und l_2 sei wiederum das Mittel aus mehreren Beobachtungen $l_1' \, l_1'' \, l_1'''$ resp. $l_2' \, l_2'' \, l_2''' \ldots$, so daß ε_x sich bildet aus $\varepsilon_x' \, \varepsilon_x'' \, \varepsilon_x'''$ usw. Es ist dann:

$$\varepsilon_x' = \varepsilon_1' + \varepsilon_2'$$

$$\varepsilon_x'' = \varepsilon_1'' + \varepsilon_2''$$

$$\varepsilon_x''' = \varepsilon_1''' + \varepsilon_2''' \quad \text{usw.}$$

Addieren wir diese Gleichungen, so ist:

$$\varepsilon_x' + \varepsilon_x'' + \varepsilon_x''' = \varepsilon_1' + \varepsilon_2' + \varepsilon_1'' + \varepsilon_2'' + \varepsilon_1''' + \varepsilon_2''' .$$

Vernachlässigen wir zur Bequemlichkeit die dritte Beobachtung und gehen ins Quadrat über, so erhalten wir:

$$\varepsilon_x'^2 + \varepsilon_x''^2 = \varepsilon_1'^2 + \varepsilon_2'^2 + \varepsilon_1''^2 + \varepsilon_2''^2 + 2(\varepsilon_1' \varepsilon_2' + \varepsilon_1'' \varepsilon_2'' + \ldots) .$$

Da nun alle ε gleich wahrscheinlich positiv oder negativ sind, also kein Grund vorliegt, warum in der Reihe der Produkte die positiven oder negativen Größen überwiegen sollen, so sind die Durchschnittswerte der letzten zwei Glieder $= 0$. Daraus folgt:

$$\frac{\varepsilon_x'^2 + \varepsilon_x''^2}{n} = \frac{\varepsilon_1'^2 + \varepsilon_2'^2}{n} + \frac{\varepsilon_1''^2 + \varepsilon_2''^2}{n}$$

oder

$$m_x^2 \quad = \quad m_1^2 \quad + \quad m_2^2 .$$

Beispiel zu a): Der Winkel α hat den mittleren Fehler $\pm 6''$. In einer Rechnung gebraucht man den Winkel 2α; wie groß ist der mittlere Fehler von 2α?

Also $x = 2\alpha$.

$$m_x^2 = a^2 \cdot m_\alpha^2 = 4 \cdot 36 = 144\,; \quad m_\alpha = \pm 12\,.$$

Beispiel zu b): Eine Länge a setzt sich zusammen aus den beiden anderen Längen $b = 6{,}431 \pm 0{,}005$ und $c = 4{,}856 \pm 0{,}003$. Welches ist der Wert von a, wenn $a = b + c$ ist, und welches ist der mittlere Fehler?

$$m_a^2 = m_b^2 + m_c^2 = 25 + 9 = 34\,. \qquad m_a = \pm 5{,}8\,.$$

Also ist $a = 11{,}287 \pm 0{,}006$.

Anmerkung: Ebenso gibt der mittlere Fehler für eine Größe, die sich aus der Differenz zweier anderen herleitet:

$$m_x^2 = m_1^2 + m_2^2\,.$$

c) An der Hand der vorigen Ableitungen möge der Leser sich selbst den mittleren Fehler von

$$x = a_0 + a_1 l_1 + a_2 l_2 + a_3 l_3 + \ldots$$

ableiten.

Durch Subtraktion $X - x$ fällt a_0 fort und wir erhalten zum Schluß:

$$m_x^2 = a_1^2 m_1^2 + a_2^2 m_2^2 + a_3^2 m_3^2 + \ldots$$

Beispiel: Eine Länge x wurde in vier Abschnitten gemessen und zwar:

$$\begin{aligned} l_1 &= (235{,}47 \pm 0{,}07)\,m \quad \text{(Meter)} \quad &&\text{viermal} \\ l_2 &= (125{,}68 \pm 0{,}04)\,m &&\text{dreimal} \\ l_3 &= (\ \ 40{,}75 \pm 0{,}02)\,m &&\text{zweimal} \\ l_4 &= (\ \ 18{,}87 \pm 0{,}01)\,m &&\text{einmal}\,. \end{aligned}$$

Es ist $\quad x = 4 l_1 + 3 l_2 + 2 l_3 + l_4 = 420{,}77\,m\,,$

$$m_x^2 = 16 m_1^2 + 9 m_2^2 + 4 m_3^2 + m_4^2 = 909\,,$$

$$m_x = \pm 30\,.$$

Also ist $\quad x = (420{,}77 \pm 0{,}30)\,m\,.$

§ 2. Einfaches arithmetisches Mittel.

Eine Größe sei n mal gleich genau und unabhängig gemessen, und es haben sich dabei folgende Resultate ergeben:

$$l_1 \; l_2 \; l_3 \ldots l_n\,.$$

Es soll der günstigste Wert x dieser Größen selbst und der mittlere Fehler der einzelnen Beobachtung wie auch der des günstigsten Wertes gesucht werden. Nach § 2 der Einleitung ist:

$$v_1 = -l_1 + x$$
$$v_2 = -l_2 + x$$
$$v_3 = -l_3 + x$$
$$\cdot \quad \cdot \quad \cdot \quad \cdot \quad \cdot \quad \cdot$$
$$v_n = -l_n + x\,.$$

Neben diesen Fehlergleichungen besteht noch die Bedingung:

$$[v\,v] = v_1^2 + v_2^2 + v_3^2 + \ldots\, v_n^2$$

ein Minimum.

Setzen wir die vorstehenden Werte von v in die Bedingungsgleichung ein, so ist:

$$(-l_1 + x)^2 + (-l_2 + x)^2 + (-l_3 + x)^2 + \ldots (-l_n + x)^2$$

ein Minimum. Um diese Bedingung zu lösen, setzen wir den ersten Differentialquotienten dieser Funktion von x gleich Null.

$$0 = \varphi(x) = (-l_1 + x)^2 + (-l_2 + x)^2 + \ldots (-l_n + x)^2\,,$$

$$\frac{\partial \varphi(x)}{\partial x} = 0 = 2(-l_1 + x) + 2(-l_2 + x) + \ldots 2(-l_n + x)$$

oder $$l_1 + l_2 + \ldots\, l_n = n\,x\,.$$

Daraus ist $$x = \frac{l_1 + l_2 + \ldots\, l_n}{n} = \frac{[l]}{n}\,,$$

d. h. der günstigste Wert ist das arithmetische Mittel.

Durch Einsetzen des so gefundenen x in die obigen Verbesserungsgleichungen kann man die einzelnen v bilden, wobei eine Rechenprobe gefunden wird durch die Bedingung $[v] = 0$, die man durch Addition der Verbesserungsgleichungen erhält. Es ergibt sich:

$$[v] = n \cdot x - [l] = 0\,.$$

Eine Kontrolle liegt insofern darin, daß die Summe der positiven v gleich der Summe der negativen Verbesserungen ist.

Eine weitere Sicherung der Rechnung erhält man dadurch, daß man die Summe der Quadrate der einzelnen Verbesserungen bildet, nämlich: $[v\,v] = v_1^2 + v_2^2 + v_3^2 \ldots v_n^2$, die ihrerseits wieder gleich $[l\,l] - [l]\,x$ ist. Zum Beweise dieser letzteren Behauptung gehen wir von den Verbesserungsgleichungen aus:

$$\begin{aligned} v_1 &= -l_1 + x \\ v_2 &= -l_2 + x \\ &\ldots\ldots \\ v_n &= -l_n + x\,. \end{aligned}$$

Einmal mit dem zugehörigen l, das andere Mal mit dem zugehörigen v multipliziert, ergeben dieselben:

$$\begin{aligned} l_1 v_1 &= -l_1 l_1 + l_1 x & v_1 v_1 &= -l_1 v_1 + v_1 x \\ l_2 v_2 &= -l_2 l_2 + l_2 x & v_2 v_2 &= -l_2 v_2 + v_2 x \\ &\ldots\ldots & &\ldots\ldots \\ l_n v_n &= -l_n l_n + l_n x & v_n v_n &= -l_n v_n + v_n x \\ \hline (1)\quad [l\,v] &= -[l\,l] + [l]\,x\,. & (2)\quad [v\,v] &= -[l\,v] + [v]\,x\,. \end{aligned}$$

$[v]\,x$ wird gleich Null, da $[v]$ gleich Null ist. Setzen wir aus Gleichung 1 den Wert für $[l\,v]$ in Gleichung 2 ein, so ist $[v\,v] = [l\,l] - [l]\,x$.

Zur Entwickelung des mittleren Fehlers einer einzelnen Beobachtung gehen wir wiederum von den Verbesserungsgleichungen

$$(1) \qquad v_1 = -l_1 + x$$

aus. Setzen wir statt der Verbesserung den wahren Fehler ε und statt des günstigsten Wertes x den wahren Wert der Beobachtung X, so ist

$$(2) \qquad \varepsilon_1 = -l_1 + X$$

Aus (1) und (2) folgt durch Subtraktion:

$$\begin{aligned} \varepsilon_1 - v_1 &= X - x = \varepsilon_x \\ \varepsilon_2 - v_2 &= \varepsilon_x \\ &\ldots\ldots \end{aligned}$$

Hieraus ist

$$\begin{aligned} \varepsilon_1 &= v_1 + \varepsilon_x \\ \varepsilon_2 &= v_2 + \varepsilon_x \\ &\ldots\ldots \end{aligned}$$

Diese Gleichungen ins Quadrat erhoben geben:

$$\begin{aligned}
\varepsilon_1^2 &= v_1^2 + 2v_1\,\varepsilon_x + \varepsilon_x^2\\
\varepsilon_2^2 &= v_2^2 + 2v_2\,\varepsilon_x + \varepsilon_x^2\\
&\ldots\ldots\ldots\\
\varepsilon_n^2 &= v_n^2 + 2v_n\,\varepsilon_x + \varepsilon_x^2\\
\hline
[\varepsilon\,\varepsilon] &= [v\,v] + 2\varepsilon_x[v] + n\cdot\varepsilon_x^2\,.
\end{aligned}$$

Der Ausdruck $2\varepsilon_x[v]$ wird, da wie oben $[v]=0$ ist, auch hier gleich Null. Zum arithmetischen Mittel übergehend ist:

$$\frac{[\varepsilon\,\varepsilon]}{n} = \frac{[v\,v]}{n} + \frac{n\cdot\varepsilon_x^2}{n}$$

oder

$$m^2 = \frac{[v\,v]}{n} + m_x^2\,.$$

Da nun, wie weiter unten gezeigt wird, $m_x^2 = \frac{m^2}{n}$ ist, so ist

$$m^2 = \frac{[v\,v]}{n} + \frac{m^2}{n}$$

oder

$$[v\,v] = n\cdot m^2 - m^2$$

und daraus $m^2(n-1) = [v\,v]$. Folglich

$$m^2 = \frac{[v\,v]}{n-1}\,,$$

d. h. das Quadrat des mittleren Fehlers einer Beobachtung l ist gleich der Summe der Quadrate der Verbesserungen dividiert durch ihre um 1 verminderte Anzahl.

Den mittleren Fehler des arithmetischen Mittels finden wir folgendermaßen. Es ist

$$x = \frac{l_1 + l_2 + l_3 + \ldots l_n}{n} = \frac{1}{n}l_1 + \frac{1}{n}l_2 + \ldots \frac{1}{n}l_n\,.$$

Nach dem Fehlerfortpflanzungsgesetz ist aber

$$m_x^2 = \left(\frac{1}{n}\right)^2 m_1^2 + \left(\frac{1}{n}\right)^2 m_2^2 + \ldots \left(\frac{1}{n}\right)^2 m_n^2\,;$$

die mittleren Fehler der einzelnen Beobachtungen seien gleich, also $m_1 = m_2 = \ldots m_n$. Dann ist:

$$m_x^2 = \frac{1 \cdot n}{n^2} m^2 = \frac{m^2}{n}$$

und somit
$$m_x = \pm \frac{m}{\sqrt{n}},$$

d. h. der mittlere Fehler des arithmetischen Mittels ist gleich dem mittleren Fehler der einzelnen Beobachtungen dividiert durch die Wurzel aus der Anzahl der Beobachtungen.

Nach Obigem war $m^2 = \frac{[v\,v]}{n-1}$. Setzen wir dieses in die Gleichung:

$$m_x^2 = \frac{m^2}{n}$$

ein, so ist

$$m_x^2 = \frac{[v\,v]}{(n-1)n} \qquad \text{oder} \qquad m_x = \pm \sqrt{\frac{[v\,v]}{n(n-1)}}.$$

Beispiel: Zur Festlegung der Achse einer Kurve wurde der Tangentenschnittwinkel viermal gleich genau gemessen, wobei sich folgende Resultate ergaben:

$$\begin{aligned} l_1 &= 148^\circ 36' 46'' \\ l_2 &= 148^\circ 36' 49'' \\ l_3 &= 148^\circ 36' 42'' \\ l_4 &= 148^\circ 36' 43''. \end{aligned}$$

Welches ist der günstigste Wert für den Winkel, welches ist der mittlere Fehler einer Beobachtung und wie groß ist die mittlere Abweichung vom arithmetischen Mittel?

Auflösung: Durch Addition der einzelnen l und Mittelbildung erhalten wir $x = 148^\circ 36' 45''$. Nun stellen wir die Verbesserungsgleichungen nach der Form auf $v_0 = -l_0 + x$ und erhalten, wenn wir nur die letzten Sekunden berücksichtigen:

$$\begin{aligned} v_1 &= -6 + 5 = -1 \\ v_2 &= -9 + 5 = -4 \\ v_3 &= -2 + 5 = +3 \\ v_4 &= -3 + 5 = +2 \end{aligned}$$

Probe: $[v] = -5 + 5 = 0$.

Um eine weitere Rechenprobe durch die Formel $[vv] = [ll] - [l]x$ zu haben, stellen wir die $[vv]$, die wir zur Berechnung der mittleren Fehler nötig haben, und $[ll]$ sowie die $[l]$ auf:

$$\begin{array}{lll} v_1^2 = 1 & l_1^2 = 36 & l_1 = 6 \\ v_2^2 = 16 & l_2^2 = 81 & l_2 = 9 \\ v_3^2 = 9 & l_3^2 = 4 & l_3 = 2 \\ v_4^2 = 4 & l_4^2 = 9 & l_4 = 3 \\ \hline [vv] = 30 & [ll] = 130 & [l] = 20\,. \end{array}$$

Danach ist: $30 = 130 - 100 = 30\,.$

Der mittlere Fehler einer Beobachtung ist:

$$m^2 = \tfrac{30}{3} = 10\,; \quad m = \pm 3{,}2 \text{ Sekunden.}$$

Der mittlere Fehler des arithmetischen Mittels ist:

$$m_x^2 = \frac{m^2}{n} = \tfrac{10}{4} = 2{,}5\,; \qquad m_x = \pm 1{,}6''$$

und zur Probe:

$$m_x^2 = \frac{[vv]}{n(n-1)} = \tfrac{30}{12} = 2{,}5\,. \qquad m_x = \pm 1{,}6''.$$

Die Aufgabe hätte durch Einführung von Näherungswerten noch eine andere Lösung zugelassen.

Wir setzen das noch unbekannte $x = \mathfrak{x} + \delta\mathfrak{x}$, wo $\mathfrak{x}$ eine beliebige, dem wahren Werte jedoch nahe liegende und für die Rechnung bequeme Größe darstellt. Zum Beispiel $\mathfrak{x} = 148^\circ 36' 40''$.

In die Fehlergleichungen wird dann $x = \mathfrak{x} + \delta\mathfrak{x}$ eingeführt, so daß sie lauten: $v_0 = -l_0 + \mathfrak{x} + \delta\mathfrak{x}$. Wir erhalten also:

$$\begin{array}{l} v_1 = -46 + 40 + \delta\mathfrak{x} \\ v_2 = -49 + 40 + \delta\mathfrak{x} \\ v_3 = -42 + 40 + \delta\mathfrak{x} \\ v_4 = -43 + 40 + \delta\mathfrak{x}\,. \end{array}$$

Auch hier wird $[v] = 0$. Also

$$[v] = -180 + 160 + 4\delta\mathfrak{x} = 0\,.$$

Daraus ist $\delta\mathfrak{x} = 5$. Also $x = 148^\circ 36' 45''$.

Die weitere Rechnung gestaltet sich genau wie oben.

§ 3. Gewichte.

Zur Erklärung des Ausdruckes Gewicht stellen wir folgende Betrachtungen an. Denken wir uns einen Punkt in einem Koordinatensystem, der dreimal gleich genau bestimmt ist und dabei die Koordinaten $x_1 y_1$ $x_2 y_2$ $x_3 y_3$ ergeben hat, so finden wir, daß die endgültigen Koordinaten durch das arithmetische Mittel bestimmt sind nach:

$$x = \tfrac{1}{3}(x_1 + x_2 + x_3)$$
$$y = \tfrac{1}{3}(y_1 + y_2 + y_3).$$

Hieraus können wir die Verbesserungen herstellen, sowie die Summe der Quadrate der Verbesserungen:

$$[v\,v] = (x - x_1)^2 + (y - y_1)^2 + (x - x_2)^2 + (y - y_2)^2 + (x - x_3)^2 + (y - y_3)^2$$

ein Minimum.

In dieser Gleichung stellen uns die beiden ersten Glieder das Quadrat des Abstandes des gesuchten Punktes vom Punkte $x_1 y_1$, die beiden folgenden Glieder das vom Punkte $x_2 y_2$ dar usw. Also ist der gesuchte Punkt derjenige, dessen Abstände von den beobachteten Punkten die kleinste Quadratsumme ergeben. Wir haben ferner jeden Punkt gleich genau beobachtet oder mit anderen Worten, alle Punkte mit gleichen Gewichten belastet, und können also, wie oben die Koordinaten des Punktes P, so hier in gleicher Weise die Koordinaten des Schwerpunktes aus dem System der drei beobachteten Punkte finden. Es wird also der gesuchte Punkt $x\,y$ mit dem Gewichte aller einzelnen Punkte belastet, wie man im Schwerpunkte eines Körpers dessen ganzes Gewicht annehmen kann.

Wir können also sagen, da wir n gleiche genaue Beobachtungen l zu einem Mittel vereinigt haben, dieses Mittel habe das Gewicht n, wogegen wir für die einzelnen Beobachtungen das Gewicht 1 annehmen.

Um das Gewicht zu bestimmen, gehen wir von dem arithmetischen Mittel aus, wonach der gesuchte Punkt

$$x = \frac{l_1 + l_2 + \ldots l_n}{n}$$

ist. Ferner ist

$$m_x^2 = \frac{m^2}{n} \qquad \text{und} \qquad n = \frac{m^2}{m_x^2},$$

d. h. das Gewicht beim einfachen arithmetischen Mittel ist gleich dem Quadrate des mittleren Fehlers einer einzelnen Beobachtung dividiert durch das Quadrat des mittleren Fehlers des arithmetischen Mittels. Wie verhalten sich die Gewichte zweier verschiedener arithmetischer Mittel?

Es sei

$$y = \frac{l'_1 + l'_2 + \ldots l'_n}{n'}$$

eine zweite Beobachtung. Dann ist:

$$m_y^2 = \frac{m'^2}{n'}, \qquad \text{woraus} \qquad n' = \frac{m'^2}{m_y^2}$$

folgt. Er verhält sich nun:

$$n : n' = \frac{m^2}{m_x^2} : \frac{m'^2}{m_y^2}.$$

Nach der vorherigen Annahme, daß alle einzelnen Beobachtungen das Gewicht 1 haben sollen, wird auch $m^2 = m'^2 = 1$. Also ist:

$$n : n' = m_y^2 : m_x^2,$$

d. h. die Gewichte gleichartiger Beobachtungen verhalten sich umgekehrt wie die Quadrate ihrer mittleren Fehler.

Wir können diesen Satz auch ausdehnen auf beliebige Beobachtungen oder Funktionen von Beobachtungen und sagen: „Die Gewichte von Beobachtungen oder Funktionen von Beobachtungen sind den Quadraten ihrer mittleren Fehler umgekehrt proportional.“ Wir bezeichnen fortan das Gewicht mit p und können nun die allgemeine Gleichung aufstellen:

$$p_1 : p_2 : p_3 \ldots = \frac{1}{m_1^2} : \frac{1}{m_2^2} : \frac{1}{m_3^2} : \ldots$$

Die vorher entwickelten Gleichungen haben auch dann ihre Gültigkeit, wenn nicht mehr das arithmetische Mittel von Beobachtungen, sondern Beobachtungswerte $l_1\ l_2 \ldots l_n$ in Frage kommen, die den mittleren Fehler $m_1\ m_2 \ldots m_n$ haben. Wir können dann die einzelnen Beobachtungen l

jederzeit ansehen als das arithmetische Mittel von fingierten gleich genauen Beobachtungen mit dem mittleren Fehler m und dem Gewichte 1.

Dann ist wiederum:

$$p_1 = \frac{m^2}{m_1^2}, \qquad p_2 = \frac{m^2}{m_2^2} \quad \text{usw.}$$

Zur weiteren Erklärung wollen wir folgende Betrachtung anstellen: Eine Größe, etwa eine gerade Linie sei achtmal gleich genau gemessen, und die Messungen hätten die Längen $l_1\ l_2\ l_3 \ldots l_8$ ergeben. Dann ist die ausgeglichene Größe $L = \frac{1}{8}[l]$, der mittlere Fehler einer Beobachtung $m = \sqrt{\frac{[v\,v]}{7}}$ und der mittlere Fehler von $L = m_x = \sqrt{\frac{[v\,v]}{56}}$.

Vereinigen wir nun die 1. und 2. Messung zu einem Mittel:

$$l_1' = \tfrac{1}{2}(l_1 + l_2),$$

ferner die 3., 4. und 5. Messung zu einem Mittel:

$$l_2' = \tfrac{1}{3}(l_3 + l_4 + l_5),$$

endlich noch die 6. und 7. Messung:

$$l_3' = \tfrac{1}{2}(l_6 + l_7),$$

so ist noch $l_4' = l_8$. Nennen wir entsprechend die Verbesserung zu l_1', die sich zusammensetzt aus v_1 und v_2, v_1', die zu l_2' gehörige v_2' usw., so ist offenbar das System von Fehlergleichungen:

$$\begin{aligned}
v_1' &= x - l_1' = x - \tfrac{1}{2}(l_1 + l_2)\\
v_2' &= x - l_2' = x - \tfrac{1}{3}(l_3 + l_4 + l_5)\\
v_3' &= x - l_3' = x - \tfrac{1}{2}(l_6 + l_7)\\
v_4' &= x - l_4' = x - l_8 .
\end{aligned}$$

Damit nun die Ausgleichung dasselbe Resultat ergibt, wie das aus den acht gleich genauen Beobachtungen, wonach:

$$x = \frac{l_1 + l_2 + l_3 + \ldots l_8}{8}$$

ist, so müssen wir jetzt die Gleichung aufstellen:

$$x = \frac{2l_1' + 3l_2' + 2l_3' + l_4'}{2 + 3 + 2 + 1}.$$

Ist nun das Gewicht jeder einzelnen Beobachtung gleich 1, so ist das Gewicht von $l_1' = 2$, das von $l_2' = 3$, das von $l_3' = 2$ und endlich das von $l_4' = 1$.

Ist ferner das Gewicht $p_0 = \frac{m^2}{m_0^2}$, so ist

$$p_1 = 2\frac{m^2}{m_1^2} \quad \text{das Gewicht von } l_1'$$

$$p_2 = 3\frac{m^2}{m_2^2} \quad \text{„ \quad „ \quad „ } l_2'$$

$$p_3 = 2\frac{m^2}{m_3^2} \quad \text{„ \quad „ \quad „ } l'$$

$$p_4 = \frac{m^2}{m_4^2} \quad \text{„ \quad „ \quad „ } l_4'.$$

Daraus ist wieder ersichtlich, daß die Gewichte proportional den Genauigkeitszahlen und umgekehrt proportional den mittleren Fehlern sind.

Da sich nun die mittleren Fehler nie genau bestimmen lassen, so hat man es durch kleine Veränderungen derselben in der Hand, für die Gewichte ganze Zahlen zu bekommen, was auch hinsichtlich der Bequemlichkeit der Rechnung notwendig erscheint, zumal da es nur auf die Richtigkeit ihres Verhältnisses ankommt. Da wir uns nun den mittleren Fehler der einzelnen Beobachtung m selbst wählen können, so können wir ihn für jeden betreffenden Fall als konstant ansehen und das Gewicht ausdrücken durch:

$$p_0 = \frac{\text{Konstante}}{m_0^2} = \frac{m^2}{m_0^2}.$$

Beispiel: Ein Winkel α ist

mit Instrument I zu $48^0 16' 23'' \pm 3''$

„ „ II „ $48^0 16' 15'' \pm 7''$ gemessen.

Wie verhalten sich die Gewichte dieser Messungen? Wie groß muß das Gewicht der Beobachtung I sein, wenn das von $II = 5$ ist; wie oft muß ferner unter der Annahme, daß Winkel II dreimal gemessen ist, Winkel I gemessen werden, damit er den mittleren Fehler $\pm 4''$ erhält, wenn II den mittleren Fehler ± 5 hat?

Die Gewichte verhalten sich:

(1) $$p_1 : p_{II} = 49 : 9 .$$

(2) $$5 : p_{II} = 49 : 9 .$$

Also muß Winkel α mit Instrument II ungefähr einmal gemessen werden.

(3) $$p_I : 3 = 25 : 16 \cdot p_I = \tfrac{75}{16} .$$

Also muß der Winkel α mit Instrument II ungefähr fünfmal gemessen werden.

§ 4. Fehlerfortpflanzung der Gewichte.

Haben wir eine Größe $x = l_1 + l_2$, so ist

$$m_x^2 = m_1^2 + m_2^2 .$$

Wir wollen die einzelnen mittleren Fehler durch das Gewicht ausdrücken und erhalten:

$$\frac{m^2}{p_x} = \frac{m^2}{p_1} + \frac{m^2}{p_2}$$

oder

$$\frac{1}{p_x} = \frac{1}{p_1} + \frac{1}{p_2} .$$

Ist

$$x = a_1 l_1 + a_2 l_2 + \ldots ,$$

so ist

$$m_x^2 = a_1^2 m_1^2 + a_2^2 m_2^2 .$$

Ebenso folgt wie oben:

$$\frac{1}{p_x} = a_1^2 \frac{1}{p_1} + a_2^2 \frac{1}{p_2} + \ldots$$

Beispiel: Es sei

$$x = \frac{5{,}40 + 8{,}20}{4} ,$$

wo die erste Größe das Gewicht $p_1 = 2$ und die zweite das Gewicht $p_2 = 5$ hat. Wie groß ist p_x?

$$\frac{1}{p_x} = \left(\frac{1}{4}\right)^2 \cdot \frac{1}{2} + \left(\frac{1}{4}\right)^2 \cdot \frac{1}{5} = \frac{1}{32} + \frac{1}{80} = \frac{112}{2560} ,$$

$$p_x \doteq 23 \text{ (nahezu)}.$$

§ 5. Allgemeines arithmetisches Mittel bei Beobachtungen mit ungleichen Gewichten.

Sind zur Berechnung einer Unbekannten n nicht gleich genau zu achtende direkte Beobachtungen $l_1\, l_2 \ldots l_n$ mit den bezüglichen Gewichten $p_1\, p_2 \ldots p_n$ vorhanden, so ist der günstigste Wert:

(1) $$x = \frac{p_1 l_1 + p_2 l_2 + \ldots p_n l_n}{p_1 + p_2 + \ldots p_n} = \frac{[p\,l]}{[p]}\,.$$

Die Verbesserungsgleichungen gestalten sich folgendermaßen:

$$\begin{aligned} v_1 p_1 &= x p_1 - l_1 p_1 \\ v_2 p_2 &= x p_2 - l_2 p_2 \\ &\cdots\cdots\cdots \\ v_n p_n &= x p_n - l_n p_n \end{aligned}$$ Zur Summe übergehend, ergibt sich

(2) $$[v\,p] = x[p] - [l\,p]\,.$$

Da aus Formel (1) $x[p] = [l\,p]$ ist, so ist

(3) $$[v\,p] = 0\,.$$

Dieser Ausdruck kann als erste Rechenprobe gelten. Eine zweite Probe gewinnen wir durch die Formel:

(4) $$[v\,v\,p] = [l\,l\,p] - [l\,p]\,x\,.$$

Zum Beweise gehen wir von den Verbesserungsgleichungen aus, die wir zuerst mit den zugehörigen v multiplizieren und dann summieren. Dann erhalten wir

(4a) $$[v\,v\,p] = x[v\,p] - [v\,l\,p]\,.$$

Hierin wird wieder $x[v\,p] = 0$ (nach (3)).

Dann werden die Verbesserungsgleichungen mit den zugehörigen l multipliziert, summiert und ergeben:

(4b) $$[v\,l\,p] = x[l\,p] - [l\,l\,p]\,.$$

Setzen wir $[v\,l\,p]$ in Gleichung (4a) ein, so ist:

$$[v\,v\,p] = [l\,l\,p] - [l\,p]\,x\,.$$

Es erübrigt nun noch, die mittleren Fehler herzuleiten. Nach § 2 war:

$$m^2 = \frac{[v\,v]}{n-1}\,.$$

Da wir hier aber mit ungleichen Gewichten zu rechnen haben, müssen wir jeder Verbesserung auch das ihr zukommende Gewicht zufügen und erhalten:

$$m^2 = \frac{[v v p]}{n-1}$$

ist der mittlere Fehler einer Beobachtung vom Gewicht 1.

Den mittleren Fehler des arithmetischen Mittels finden wir folgendermaßen: Es ist:

$$x = \frac{p_1 l_1 + p_2 l_2 + \ldots p_n l_n}{p_1 + p_2 + \ldots p_n} = \frac{p_1}{[p]} l_1 + \frac{p_2}{[p]} l_2 + \ldots \frac{p_n}{[p]} l_n .$$

$$m_x^2 = \frac{p_1^2}{[p]^2} m_1^2 + \frac{p_2^2}{[p]^2} m_2^2 + \ldots \frac{p_n^2}{[p]^2} m_n^2 .$$

Da wir die mittleren Fehler der einzelnen Beobachtungen nicht kennen, so wollen wir sie ausdrücken durch den mittleren Fehler der Beobachtung mit dem Gewicht 1. Es ist nach § 3: $p_1 = \frac{m^2}{m_1^2}$, woraus $m_1^2 = \frac{m^2}{p_1}$ ist, ebenso $m_2^2 = \frac{m^2}{p_2}$ usw. Dadurch wird:

$$m_x^2 = \frac{p_1^2}{[p]^2} \cdot \frac{m^2}{p_1} + \frac{p_2^2}{[p]} \frac{m^2}{p_2} + \ldots \frac{p_n^2}{[p]} \cdot \frac{m^2}{p_n}$$

$$= \frac{m^2}{[p]} \cdot \left(\frac{p_1}{[p]} + \frac{p_2}{[p]} + \ldots \frac{p_n}{[p]} \right),$$

$$m_x^2 = \frac{m^2}{[p]} .$$

Also ist der mittlere Fehler des arithmetischen Mittels gleich der Wurzel aus dem Quadrate des mittleren Fehlers der Beobachtung, die das Gewicht 1 hat, dividiert durch die Summe der Gewichte.

Das Gewicht von x selbst findet man nach:

$$p_x : 1 = m^2 : m_x^2 .$$

$$p_x = \frac{m^2}{m_x^2} = \frac{m^2}{\frac{m^2}{[p]}} = [p] ,$$

d. h. das Gewicht des arithmetischen Mittels ist gleich der Summe der Gewichte der einzelnen Beobachtungen.

Beispiel: Eine Länge L ist in verschiedenen Stationen gemessen und zwar:

		aus den verschiedenen Messungen ist:
I.	186,83	$L_I = 186{,}84$ Gewicht $p_I = 2$
	186,85	$L_{II} = 186{,}87$ Gewicht $p_{II} = 4$
II.	186,87	$L_{III} = 186{,}86$ Gewicht $p_{III} = 7$
	186,88	
	186,90	
	186,83	
III.	186,85	
	186,80	
	186,86	
	186,87	
	186,86	
	186,90	
	186,88	

Folglich ist

$$x = \frac{2L_I + 4L_{II} + 7L_{III}}{13} = 186{,}86\,.$$

Die Verbesserungsgleichungen lauten:

$$\begin{array}{lll} v_I = x - L_I = +2 & p_I = 2 & v_1 p_1 = +4 \\ v_{II} = x - L_{II} = -1 & p_{II} = 4 & v_2 p_2 = -4 \\ v_{III} = x - L_{III} = 0 & p_{III} = 7 & v_3 p_3 = 0 \\ \hline & & \text{Probe: } [vp] = 0 \end{array}$$

$$\begin{array}{llll} v_1 v_1 = 4 & v_1 v_1 p_1 = 8 & l_1 = 4 & l_1 p_1 = 8 \\ v_2 v_2 = 1 & v_2 v_2 p_2 = 4 & l_2 = 7 & l_2 p_2 = 28 \\ v_3 v_3 = 0 & v_3 v_3 p_3 = 0 & l_3 = 6 & l_3 p_3 = 42 \\ \hline & [vvp] = 12 & & [lp] = 78 \end{array}$$

$$\begin{array}{ll} l_1 l_1 = 16 & l_1 l_1 p_1 = 32 \\ l_2 l_2 = 49 & l_2 l_2 p_2 = 196 \\ l_3 l_3 = 36 & l_3 l_3 p_3 = 252 \\ \hline & [llp] = 480 \end{array}$$

$$\text{Probe: } [vvp] = 12 = 480 - 468\,.$$

Der mittlere Fehler einer Beobachtung mit der Gewichtseinheit ist: $m^2 = \frac{12}{2} = 6$; $m = \pm 2{,}4$ cm.

Der mittlere Fehler des arithmetischen Mittels

$$m_x^2 = \tfrac{6}{13} = 0{,}4\,; \quad m_x = \pm 0{,}6 \text{ cm.}$$

§ 6. Beobachtungsdifferenzen.

Werden die Beobachtungen verschiedener Größen in gleicher Weise wiederholt, so daß man aus ihnen Differenzen bilden kann, so können letztere zur Berechnung des mittleren Fehlers dienen.

a) Gleiche Gewichte: Es sei

$$d_1 = l_1' - l_1''$$
$$d_2 = l_2' - l_2'' \quad \text{usw.}$$

Dann ist:

$$M^2 = \frac{d_1^2 + d_2^2 + \ldots d_n^2}{n}.$$

Habe jedes l den mittleren Fehler m, so ist für eine Differenz

$$M^2 = m^2 + m^2; \qquad m^2 = \frac{M^2}{2}.$$

Es ist aber

$$M^2 = \frac{[dd]}{n};$$

folglich

$$m^2 = \frac{[dd]}{2n}$$

mittlerer Fehler einer Beobachtung.

b) Ungleiche Gewichte: Es beziehe sich $\mathfrak{D}$ auf die Gewichtseinheit, dann verhält sich:

$$\mathfrak{D}_1 : d_1 = m : m_1$$
$$\mathfrak{D}_2 : d_2 = m : m_2$$
$$\ldots\ldots\ldots$$
$$m^2 = \frac{\mathfrak{D}_1^2 + \mathfrak{D}_2^2 + \ldots}{2n}$$

Aus den Proportionen folgt:

$$\mathfrak{D}_1 = \frac{d_1 \cdot m}{m_1} = \sqrt{p_1}\, d_1\,;$$

$$\mathfrak{D}_2 = \frac{d_2 \cdot m}{m_2} = \sqrt{p_2}\, d_2 \,.$$

Dieses in die Gleichung für m^2 eingesetzt gibt:

$$m^2 = \frac{d_1^2 p_1 + d_2^2 p_2 + \cdots}{2n} = \frac{[ddp]}{2n} \,.$$

Beispiel: In einem Polygonzuge sind folgende Winkel zweimal unabhängig voneinander gemessen und haben folgendes Resultat ergeben.

Wir lassen der Einfachheit wegen nur die Sekunden folgen:

	I.	II.
α_1 =	169° 10′ 23″	28″
α_2 =	176° 15′ 45″	42″
α_3 =	189° 24′ 16″	18″
α_4 =	178° 36′ 18″	24″
α_5 =	163° 45′ 20″	17″
α_6 =	173° 10′ 12″	14″
α_7 =	158° 28′ 37″	35″
α_8 =	165° 34′ 54″	58″

Hieraus leiten wir die einzelnen Differenzen her nach $d_1 = \alpha_1 - \alpha_1'$ usw.

$$\begin{array}{ll}
d_1 = -5 & d_1^2 = 25 \\
d_2 = +3 & d_2^2 = 9 \\
d_3 = -2 & d_3^2 = 4 \\
d_4 = -6 & d_4^2 = 36 \\
d_5 = +3 & d_5^2 = 9 \\
d_6 = -2 & d_6^2 = 4 \\
d_7 = +2 & d_7^2 = 4 \\
d_8 = -4 & d_8^2 = 16 \\
\hline
 & [dd] = 107 \,.
\end{array}$$

Wie groß ist hiernach der mittlere Winkelfehler?

$$m_w^2 = \tfrac{107}{16} = 6{,}7 \,. \quad m_w = \pm 2{,}6'' \,.$$

Wie groß ist ferner der mittlere Fehler einer Richtung?

Der mittlere Fehler eines Winkels ist, da sich der Winkel aus zwei Richtungen zusammensetzt, also

$$W = R - L,$$

wo R den rechten, L den linken Schenkel bezeichnet,

$$m_w^2 = m_R^2 + m_L^2 .$$

Unter der Annahme, daß m_R gleich m_L ist, ist

$$m_w^2 = 2 m_R^2 .$$

Danach ist

$$m_R^2 = \frac{m_w^2}{2}; \qquad m_r^2 = 3{,}4; \qquad m_r = \pm 1{,}8'' .$$

Wie groß ist ferner, wenn der mittlere Einstellfehler m_i, d. h. die Ungenauigkeit der Einstellung auf das Signal 1″ beträgt, der mittlere Ablesefehler?

Die Ablesung setzt sich zusammen aus den Ablesungen am Nonius I und II; also ist

$$a = \frac{l_1 + l_2}{2}$$

$$m_a^2 = \frac{m_1^2 + m_2^2}{4}; \quad \text{wenn } m_1 = m_2 \text{, so folgt:}$$

$$m_a^2 = \frac{m^2}{2} = \text{mittlerer Ablesefehler für eine Richtung.}$$

Der mittlere Ablesefehler für einen Winkel ist demnach $m_a^2 = 2\frac{m^2}{2}$. Nun ist der mittlere Fehler einer Richtung gleich dem Einstellfehler plus dem Ablesefehler:

$$m_r^2 = m_i^2 + \frac{m_a^2}{2} .$$

Also ist

$$m_a^2 = 2(m_r^2 - m_i^2) .$$

Nach Einsetzung der obigen Werte ergibt sich dann:

$$m_a = \pm 2{,}2'' .$$

§ 7. Nichtlineare Funktionen von Beobachtungen.

a) Es seien die voneinander unabhängigen Größen $l_1\, l_2 \ldots l_n$ mit den mittleren Fehlern $m_1\, m_2 \ldots m_n$ direkt beobachtet und zu einer Funktion von x zusammengesetzt, so daß

$$x = \varphi(l_1\, l_2 \ldots l_n)$$

ist. Es sei ferner

$$X = \varphi(L_1\, L_2 \ldots L_n)\,.$$

Die Veränderung m_x von x, welche aus der Veränderung von l_1 in $l_1 + m_1$, von l_2 in $l_2 + m_2 + \ldots$ hervorgeht, wird nach dem Taylorschen Lehrsatze gefunden.

$$x = \varphi(l_1 + \varepsilon_1\,,\, l_2 + \varepsilon_2 \ldots)\frac{\partial \varphi}{\partial l_1}\varepsilon_1 + \frac{\partial \varphi}{\partial l_2}\varepsilon_2 + \ldots \left(\frac{1}{2}\,\frac{\partial^2 \varphi}{\partial l_1^2}\varepsilon_1^2 + \ldots\right),$$

wobei das Restglied vernachlässigt werden kann. Da nun $l_1 + \varepsilon_1 = L_1$ usw. ist, so folgt durch Subtraktion:

$$\frac{X - x}{\varepsilon_x} = \frac{\partial \varphi}{\partial l_1}\varepsilon_1 + \frac{\partial \varphi}{\partial l_2}\varepsilon_2 \ldots$$

Zum mittleren Fehler übergehend, ist

$$m_x^2 = \left(\frac{\partial \varphi}{\partial l_1}\right)^2 m_1^2 + \left(\frac{\partial \varphi}{\partial l_2}\right)^2 m_2^2 + \ldots$$

Das Gewicht finden wir nach § 5 zu

$$\frac{1}{p_x} = \left(\frac{\partial \varphi}{\partial l_1}\right)^2 \cdot \frac{1}{p_1} + \left(\frac{\partial \varphi}{\partial l_2}\right)^2 \frac{1}{p_2} + \ldots$$

Beispiel: Es sei $x = \sin(l_1 + l_2) + \dfrac{l_3}{2}$

$$m_x^2 = \cos l_1^2\, m_1^2 + \cos l_2^2\, m_2^2 + (\tfrac{1}{2})^2\, m_3^2\,,$$

$$p_x = \frac{\text{Konstante} = m^2}{\cos l_1^2\, m_1^2 + \cos l_2^2\, m_2^2 + \frac{1}{4}\, m_3^2}\,.$$

b) Die Benutzung logarithmischer Differenzen läßt eine zweite Lösung zu. Sie bewährt sich dann sehr gut, wenn es sich um eine aus Produkten oder Quotienten oder aus beiden zusammengesetzte Größe handelt.

Es sei $\varphi(x) = \dfrac{f_1(l_1) \cdot f_2(l_2)}{f_3(l_3) \cdot f_4(l_4)}$ mit den entsprechenden mittleren Fehlern $m_1\, m_2\, m_3 \ldots$

Wie groß ist m_x?

$$\varphi(x + \varepsilon_x) = \frac{f_1(l_1 + \varepsilon_1) f_2(l_2 + \varepsilon_2)}{f_3(l_3 + \varepsilon_3) f_4(l_4 + \varepsilon_4)}.$$

Logarithmisch ausgedrückt ist:

$$\log\varphi(x + \varepsilon_x) = \log f_1(l_1 + \varepsilon_1) + \log f_2(l_2 + \varepsilon_2) - \log f_3(l_3 + \varepsilon_3) - \log f_4(l_4 + \varepsilon_4).$$

Nennen wir nun den aus der Logarithmentafel zu entnehmenden logarithmischen Fortschritt für die Einheit Δ_x, Δ_1, Δ_2, ..., so ist

(1) $$\log\varphi(x) + \varepsilon_x \cdot \Delta_x = \log f_1(l_1) + \varepsilon_1 \Delta_1 + \log f_2(l_2) + \varepsilon_2 \Delta_2 - \log f_3(l_3) - \varepsilon_3 \Delta_3 - \log f_4(l_4) - \varepsilon_4 \Delta_4,$$

(2) $$\log\varphi(x) = \log f_1(l_1) + \log f_2(l_2) - \log f_3(l_3) - \log f_4(l_4).$$

Durch Subtraktion dieser beiden Gleichungen erhalten wir

$$\varepsilon_x \Delta_x = \varepsilon_1 \Delta_1 + \varepsilon_2 \Delta_2 - \varepsilon_3 \Delta_3 - \varepsilon_4 \Delta_4$$

oder

$$\varepsilon_x = \left(\frac{\Delta_1}{\Delta_x}\right) \varepsilon_1 + \left(\frac{\Delta_2}{\Delta_x}\right) \varepsilon_2 - \left(\frac{\Delta_3}{\Delta_x}\right) \varepsilon_3 - \left(\frac{\Delta_4}{\Delta_x}\right) \varepsilon_4.$$

Gehen wir zu dem Quadrate des mittleren Fehlers über, so ist:

$$m_x^2 = \left(\frac{\Delta_1}{\Delta_x}\right)^2 m_1^2 + \left(\frac{\Delta_2}{\Delta_x}\right)^2 m_2^2 + \left(\frac{\Delta_3}{\Delta_x}\right)^2 m_3^2 + \left(\frac{\Delta_4}{\Delta_x}\right) m_4^2.$$

Durch Heraussetzen von Δ_x^2 ist dann endlich:

$$m_x^2 = \frac{1}{\Delta_x^2} [(\Delta_1 m_1)^2 + (\Delta_2 m_2)^2 + (\Delta_3 m_3)^2 + (\Delta_4 m_4)^2].$$

Beispiel für die beiden Auflösungen.

Es soll der Inhalt eines Dreiecks und dessen mittlerer Fehler berechnet werden, wenn gegeben sind die Grundlinie $g = 200{,}00 \pm 0{,}05$ und die Höhe $h = 30{,}00 \pm 0{,}02$.

(a) $J = \varphi(g h) = g \cdot \frac{h}{2}$,

$$m_J^2 = \left(\frac{h}{2}\right)^2 \cdot m_g^2 + \left(\frac{g}{2}\right)^2 \cdot m_h^2 = 225 \cdot 0{,}0025 + 10000 \cdot 0{,}0004,$$

$$m_J^2 = 0{,}5625 + 4{,}0000 = 4{,}5625\,,$$
$$m_J = \pm 2{,}14\,.$$

Also ist

$$J = (3000 \pm 2{,}14)\ \text{qm}.$$

b) In einem Dreiecke ist gegeben:

$$\text{die Seite } a = 13{,}00 \pm 0{,}02\,,$$
$$\text{Winkel } \alpha = 53^0\ \ 7'\ 48'' \pm 3''\,,$$
$$\text{,,} \quad \beta = 59^0\ 29'\ 24'' \pm 2''\,.$$

Wie groß ist die Seite b und deren mittlerer Fehler?

Lösung:

$$a : b = \sin\alpha : \sin\beta\,; \qquad b = \frac{a \cdot \sin\beta}{\sin\alpha}\,;$$

$$\log b = \log a + \log\sin\beta - \log\sin\alpha$$

$$\left.\begin{aligned} \log a = \log 13 &= 1{,}11394 \\ \log 14 &= 1{,}14613 \end{aligned}\right\} \Delta_a = 3219 \quad m_a = \pm 0{,}02$$

$$\left.\begin{aligned} \log\sin\beta &= 9{,}93528 \\ \log\sin 59^0\ 29'\ 25'' &= 9{,}93528 \end{aligned}\right\} \Delta_\beta = \ \ 0{,}0 \quad m_\beta = \pm 2''$$

$$\left.\begin{aligned} \log\sin\alpha &= 9{,}89730 \\ \log\sin + 1'' &= 9{,}89730 \end{aligned}\right\} \Delta_\alpha = \ \ 0{,}0 \quad m_\alpha = \pm 3''$$

$$\log b = 1{,}15192 \qquad b = 14{,}19$$
$$\log 15{,}19 = 1{,}18156$$
$$\log 14{,}19 = 1{,}15192 \qquad \Delta_b = 2964$$

$$m_b^2 = \frac{1}{2964^2}(3219 \cdot 0{,}02)^2 + 0{,}00 = \frac{4144{,}78}{8785296} = 0{,}0005$$

$$m_b = \pm 0{,}02\ \text{m}.$$

Abschnitt C.

Ausgleichung vermittelnder Beobachtungen.

Vermittelnde Beobachtungen sind solche, die sich auf Größen beziehen, welche alle Funktionen eines und desselben Systems von Unbekannten sind, um deren Bestimmung es sich handelt. So sind z. B., um die Unbekannten $x\,y\,z$ zu bestimmen, die selbst nicht direkt meßbar waren, n Beobachtungen $l_1, l_2, l_3, \ldots, l_n$ ausgeführt. Um diese einer Ausgleichung zu unterziehen, muß auch hier die Anzahl der Beobachtungen immer größer sein, als die der Unbekannten. Dabei gilt als Grundsatz, jede Beobachtung so zu verbessern, daß sich aus den verbesserten Beobachtungen eindeutige Werte für die Unbekannten ergeben, und daß wiederum die Summe der Quadrate der Verbesserungen ein Minimum wird.

§ 1. Aufstellen der Fehler- bzw. Verbesserungsgleichungen.

Man versteht hierunter die Herstellung des Zusammenhanges zwischen den Unbekannten und den Beobachtungsgrößen.

Wir wollen die Gleichungen für ein spezielles Beispiel aufstellen und hieraus dann die allgemeinen Gleichungen herleiten.

Beispiel: Um zu bestimmen, wieviel Zentimeter auf einen Pariser Fuß gehen, wurde eine Millimeterskala gegen einen in Fuß und Linien geteilten Maßstab gehalten und an verschiedenen Stellen folgende Ablesungen gemacht:

l_1:	1	Fuß	15	Linien	= 0,356	m
l_2:	1	„	20	„	= 0,360	„
l_3:	2	„	3	„	= 0,634	„
l_4:	2	„	16	„	= 0,662	„
l_5:	3	„	18	„	= 0,980	„
l_6:	4	„	20	„	= 1,300	„

Die Unbekannten sind hierin x = Fuß und y = Linie, deren Maßeinheit in Zentimetern gesucht wird.

Wir stellen die Fehlergleichungen auf nach dem Satze, daß die wahre Größe gleich ist der beobachteten Größe plus dem wahren Fehler:

$$(1)\quad \begin{cases} L_1 = 1x + 15y = l_1 + \varepsilon_1 , \\ L_2 = 1x + 20y = l_2 + \varepsilon_2 , \\ L_3 = 2x + 3y = l_3 + \varepsilon_3 , \\ L_4 = 2x + 16y = l_4 + \varepsilon_4 , \\ L_5 = 3x + 18y = l_5 + \varepsilon_5 , \\ L_6 = 4x + 20y = l_6 + \varepsilon_6 . \end{cases}$$

Den wahren Fehler kennen wir nun aber nicht; deshalb suchen wir für ihn andere Werte und zwar solche, für welche die Summe der Quadrate der Verbesserungen ein Minimum wird, und kommen somit zur Aufstellung der Verbesserungsgleichungen:

$$(2)\quad \begin{cases} l_1 + v_1 = 1x + 15y , \\ l_2 + v_2 = 1x + 20y , \\ l_3 + v_3 = 2x + 3y , \\ l_4 + v_4 = 2x + 16y , \\ l_5 + v_5 = 3x + 18y , \\ l_6 + v_6 = 4x + 20y . \end{cases}$$

Setzen wir in dieser Gleichung die Absolutglieder von x und y gleich a bzw. b, so lautet die allgemeine Formel der Verbesserungsgleichung

$$(2a)\quad l_i + v_i = a_i x + b_i y .$$

Setzen wir nun in die Gleichungen (2) die für l beobachteten Werte, so gehen diese über in:

$$0{,}356 + v_1 = x + 15\,y$$
$$0{,}360 + v_2 = x + 20\,y$$
$$0{,}634 + v_3 = 2\,x + 3\,y \quad \text{usw.}$$

Bringen wir die v auf eine Seite, so ist die allgemeine Form der Gleichung (2):

$$\begin{aligned} v_1 &= -l_1 + a_1\,x + b_1\,y\,, \\ v_2 &= -l_2 + a_2\,x + b_2\,y\,, \\ &\ldots\ldots\ldots\ldots \\ v_n &= -l_n + a_n\,x + b_n\,y\,. \end{aligned}$$

Setzen wir $-l_1 = f_1$; $-l_2 = f_2$ usw., so bekommen wir die allgemeine Form der Verbesserungsgleichungen:

$$(3) \qquad \begin{cases} v_1 = f_1 + a_1\,x + b_1\,y\,, \\ v_2 = f_2 + a_2\,x + b_2\,y\,, \\ \ldots\ldots\ldots\ldots \\ v_n = f_n + a_n\,x + b_n\,y\,. \end{cases}$$

Für unser Beispiel lauten dann die Gleichungen (3):

$$\begin{aligned} v_1 &= -0{,}356 + x + 15\,y = -0{,}356 + x + 15\,y\,, \\ v_2 &= -0{,}360 + x + 20\,y = -0{,}360 + x + 20\,y\,, \\ 2\,v_3 &= 2\,(-0{,}634) + 4\,x + 6\,y = -1{,}268 + 4\,x + 6\,y\,, \\ 2\,v_4 &= 2\,(-0{,}662) + 4\,x + 32\,y = -1{,}324 + 4\,x + 32\,y\,, \\ 3\,v_5 &= 3\,(-0{,}980) + 9\,x + 54\,y = -2{,}940 + 9\,x + 54\,y\,, \\ 4\,v_6 &= 4\,(-1{,}300) + 16\,x + 80\,y = -5{,}200 + 16\,x + 80\,y. \end{aligned}$$

§ 2. Normalgleichungen.

Aus den Verbesserungsgleichungen (3) leiten wir die Normalgleichungen her, d. h. die Gleichungen, aus denen wir leicht die Unbekannten bestimmen können.

Wir gehen dabei aus von der Bedingung:

$$v_1^2 + v_2^2 + v_3^2 + \ldots = [v\,v] \text{ ein Minimum.}$$

Da sämtliche Beobachtungen Funktionen der Beobachtungsgrößen sind, so müssen wir, um die Summe

$$[v\,v] = \varphi(x\,y) - (f_1 + a_1\,x + b_1\,y)^2 + (f_2 + a_2\,x + b_2\,y)^2 + \ldots$$

zu einem Minimum zu machen, den Taylorschen Satz anwenden und setzen:

$$\frac{\partial\varphi}{\partial x} = 0\,; \qquad \frac{\partial\varphi}{\partial y} = 0\,.$$

Es ist dann:

$$\frac{\partial\varphi}{\partial x} = 2(f_1 + a_1\,x + b_1\,y)\,a_1 + 2(f_2 + a_2\,x + b_2\,y)\,a_2$$
$$+ \ldots 2(f_n + a_n\,x + b_n\,y)\,a_n = 0\,,$$
$$\frac{\partial\varphi}{\partial y} = 2(f_1 + a_1\,x + b_1\,y)\,b_1 + 2(f_2 + a_2\,x + b_2\,y)\,b_2$$
$$+ \ldots 2(f_n + a_n\,x + b_n\,y)\,b_n = 0\,.$$

Die Größen in den Klammern stellen uns nach Gleichung (3) die einzelnen v dar. Führen wir diese ein, so lauten die beiden letzten Gleichungen, wenn wir gleichzeitig durch zwei dividieren:

$$a_1\,v_1 + a_2\,v_2 + \ldots a_n\,v_n = [a\,v] = 0\,, \tag{4}$$

$$b_1\,v_1 + b_2\,v_2 + \ldots b_n\,v_n = [b\,v] = 0\,. \tag{5}$$

Zerlegen wir nun $[a\,v]$ und $[b\,v]$ wieder in ihre einzelnen Glieder nach Gleichung (3), so ist:

$$\left.\begin{array}{l} \;a_1\,(f_1 + a_1\,x + b_1\,y) \\ + a_2\,(f_2 + a_2\,x + b_2\,y) \\ + a_3\,(f_3 + a_3\,x + b_3\,y) \\ + \;.\;.\;.\;.\;.\;.\;.\;.\;. \end{array}\right\} = [a\,v] = 0\,,$$

$$\left.\begin{array}{l} \;b_1\,(f_1 + a_1\,x + b_1\,y) \\ + b_2\,(f_2 + a_2\,x + b_2\,y) \\ + b_3\,(f_3 + a_3\,x + b_3\,y) \\ + \;.\;.\;.\;.\;.\;.\;.\;.\;. \end{array}\right\} = [b\,v] = 0\,.$$

Durch Auflösen der Klammern und gleichzeitigen Übergang zur Summe erhalten wir die beiden Normalgleichungen:

$$[a\,f] + [a\,a]\,x + [a\,b]\,y = [a\,v] = 0\,, \tag{6}$$

$$[b\,f] + [a\,b]\,x + [b\,b]\,y = [b\,v] = 0\,. \tag{7}$$

Die Anzahl der Normalgleichungen ist immer gleich der Anzahl der Unbekannten.

Auf unser Beispiel angewandt, ergeben sich folgende Normalgleichungen:

$$[av] = v_1 + v_2 + 2v_3 + 2v_4 + 3v_5 + 4v_6 = 0$$
$$= -11{,}448 + 35x + 207y\,,$$
$$[bv] = 15v_1 + 20v_2 + 3v_3 + 16v_4 + 18v_5 + 20v_6 = 0$$
$$= -68{,}674 + 207x + 1614y\,.$$

Zusatz: Haben wir drei oder mehr Unbekannte, so bilden wir die Normalgleichungen analog den vorhergehenden. Es heißt dann die Bedingungsgleichung:

$$[vv] = \varphi(xyz) = (f_1 + a_1x + b_1y + c_1z)^2 + (f_2 + a_2x + b_2y + c_2z)^2 + \ldots .$$

Wir haben dann zu differentiieren $\frac{\partial\varphi}{\partial x} = 0$; $\frac{\partial\varphi}{\partial y} = 0$; $\frac{\partial\varphi}{\partial z} = 0$ und erhalten zum Schluß die drei Normalgleichungen:

$$[av] = [af] + [aa]x + [ab]y + [ac]z\,,$$
$$[bv] = [bf] + [ab]x + [bb]y + [bc]z\,,$$
$$[cv] = (cf] + [ac]x + [bc]y + [cc]z\,.$$

§ 3. Einführung von Näherungswerten und Auflösung der Normalgleichungen.

Wie aus den für unser Beispiel aufgestellten Normalgleichungen hervorgeht, sind die Absolutglieder für x und y sehr groß und sind daher für die Rechnung weniger bequem. Zur Erleichterung der Rechnung führen wir deshalb Näherungswerte ein, d. h. solche Werte, die der wahren Größe der Unbekannten schon ziemlich nahe kommen. Wir setzen zu diesem Zwecke:

$$x = \mathfrak{x} + \delta\mathfrak{x}\,,$$
$$y = \mathfrak{y} + \delta\mathfrak{y}\,,$$
$$z = \mathfrak{z} + \delta\mathfrak{z}\,.$$

Führen wir diese Näherungswerte in die Verbesserungsgleichung (2a) ein, so erhalten wir die umgeformten Verbesserungsgleichungen:

$$v_i = -l_i + a_i \mathfrak{x} + b_i \mathfrak{y} + a_i \delta\mathfrak{x} + b_i \delta\mathfrak{y}\,. \tag{8}$$

Es sei nun wieder

$$-l_i + a_i \mathfrak{x} + b_i \mathfrak{y} = f_i\,.$$

Nach Einführung dieses erhalten wir:

$$v_i = f_i + a_i \delta\mathfrak{x} + b_i \delta\mathfrak{y} \tag{8a}$$

als umgeformte Verbesserungsgleichung. Die Normalgleichungen hierzu lauten:

$$[av] = [af] + [aa]\,\delta\mathfrak{x} + [ab]\,\delta\mathfrak{y}\,,$$
$$[bv] = [bf] + [ab]\,\delta\mathfrak{x} + [bb]\,\delta\mathfrak{y}\,.$$

Den Rechnungsgang wollen wir uns wieder an unserem Beispiel klarmachen.

Wir bestimmen zunächst die Näherungswerte. Nach der Aufgabe sind:

1 F 15 L = 0,356 m;	1 Fuß 15 Linien = 0,356 m
1 „ 20 „ = 0,360 „	1 „ = 0,356 − 0,015 = 0,341
5 L = 0,004 m	
1 L = 0,001 m.	

Also ist

$$x = 0{,}341 + \delta\mathfrak{x}\,,$$
$$y = 0{,}001 + \delta\mathfrak{y}\,.$$

Nach Einführung dieser Werte in die Verbesserungsgleichungen lauten dieselben:

$$(9)\quad \left\{\begin{aligned}
v_1 &= -0{,}356+0{,}341+0{,}015+\ \ \delta\mathfrak{x}+15\,\delta\mathfrak{y} = 0{,}000+\ \ \delta\mathfrak{x}+15\,\delta\mathfrak{y}\\
v_2 &= -0{,}360+0{,}341+0{,}020+\ \ \delta\mathfrak{x}+20\,\delta\mathfrak{y} = 0{,}001+\ \ \delta\mathfrak{x}+20\,\delta\mathfrak{y}\\
v_3 &= -0{,}634+0{,}682+0{,}003+2\,\delta\mathfrak{x}+\ 3\,\delta\mathfrak{y} = 0{,}051+2\,\delta\mathfrak{x}+\ 3\,\delta\mathfrak{y}\\
v_4 &= -0{,}662+0{,}682+0{,}016+2\,\delta\mathfrak{x}+16\,\delta\mathfrak{y} = 0{,}036+2\,\delta\mathfrak{x}+16\,\delta\mathfrak{y}\\
v_5 &= -0{,}980+1{,}023+0{,}018+3\,\delta\mathfrak{x}+18\,\delta\mathfrak{y} = 0{,}061+3\,\delta\mathfrak{x}+18\,\delta\mathfrak{y}\\
v_6 &= -1{,}300+1{,}364+0{,}020+4\,\delta\mathfrak{x}+20\,\delta\mathfrak{y} = 0{,}084+4\,\delta\mathfrak{x}+20\,\delta\mathfrak{y}
\end{aligned}\right.$$

$$\text{Probe}\ [v] = -4{,}292+4{,}433+0{,}092+13\,\delta\mathfrak{x}+92\,\delta\mathfrak{y} = 0{,}233+13\,\delta\mathfrak{x}+92\,\delta\mathfrak{y}.$$

Zur weiteren Aufstellung der Normalgleichungen ist es vorteilhaft, nach folgender Tabelle vorzugehen:

a	b	f	$s = a + b$	aa	ab	as	af	bb	bs	bf	fs
1	15	0,000	16	1	15	16	0,000	225	240	0,000	0,000
1	20	0,001	21	1	20	21	0,001	400	420	0,020	0,021
2	3	0,051	5	4	6	10	0,102	9	15	0,153	0,255
2	16	0,036	18	4	32	36	0,072	256	288	0,576	0,648
3	18	0,061	21	9	54	63	0,183	324	378	1,098	1,281
4	20	0,084	24	16	80	96	0,336	400	480	1,680	2,016
13	92	0,233	105	35	207	242	0,694	1614	1821	3,527	4,221

Für die richtige Aufstellung der Normalgleichungen haben wir verschiedene Proben, von denen einige hier erst angeführt, später bewiesen werden sollen.

(1) $[a] + [b] = [s]$; $13 + 92 = 105$;

(2) $[aa] + [ab] = [as]$; $35 + 207 = 242$;

(3) $[ab] + [bb] = [bs]$; $207 + 1614 = 1821$;

(4) $[af] + [bf] = [fs]$ $0{,}694 + 3{,}527 = 4{,}221$.

Nun können wir, da die Proben stimmen, die Normalgleichungen aufstellen wie folgt:

$$\text{(I)} \qquad [av] = 0 = 0{,}694 + 35\,\delta\mathfrak{x} + 207\,\delta\mathfrak{y}\,,$$

$$\text{(II)} \qquad [bv] = 0 = 3{,}527 + 207\,\delta\mathfrak{x} + 1614\,\delta\mathfrak{y}\,.$$

Zur Auflösung der Normalgleichungen gibt es verschiedene Methoden:

1. Auflösung nach der Gaußschen Methode.

Wir verbinden jedesmal die erste Gleichung mit einer der folgenden und schaffen die Unbekannte heraus, die am weitesten links steht. Wir wollen die Normalgleichungen noch einmal in der allgemeinen Form und zwar für drei Unbekannte aufstellen.

$$\text{(I)} \qquad [aa]\,\delta\mathfrak{x} + [ab]\,\delta\mathfrak{y} + [ac]\,\delta\mathfrak{z} + [af] = [av] = 0\,,$$

$$\text{(II)} \qquad [ab]\,\delta\mathfrak{x} + [bb]\,\delta\mathfrak{y} + [bc]\,\delta\mathfrak{z} + [bf] = [bv] = 0\,,$$

$$\text{(III)} \qquad [ac]\,\delta\mathfrak{x} + [bc]\,\delta\mathfrak{y} + [cc]\,\delta\mathfrak{z} + [cf] = [cv] = 0\,.$$

Wir multiplizieren nun Gleichung (I) mit $-\frac{[a\,b]}{[a\,a]}$ und erhalten:

$$-[a\,b]\,\delta\mathfrak{x} - \frac{[a\,b]\,[a\,b]}{[a\,a]}\,\delta\mathfrak{y} - \frac{[a\,b]\,[a\,c]}{[a\,a]}\,\delta\mathfrak{z} - \frac{[a\,b]\,[a\,f]}{[a\,a]} = 0\,.$$

Addieren wir diese zur Gleichung (II), so ist:

$$\text{(Ia)}\quad \left[[b\,b] - \frac{[a\,b]\,[a\,b]}{[a\,a]}\right]\delta\mathfrak{y} + \left[[b\,c] - \frac{[a\,b]\,[a\,c]}{[a\,a]}\right]\delta\mathfrak{z} + \left[[b\,f] - \frac{[a\,b]\,[a\,f]}{[a\,a]}\right] = 0\,.$$

Ebenso multiplizieren wir Gleichung (I) mit $-\frac{[a\,c]}{[a\,a]}$ und verbinden durch Addition die so erhaltene Gleichung mit der dritten Normalgleichung:

$$\text{(IIa)}\quad \left[[b\,c] - \frac{[a\,b]\,[a\,c]}{[a\,a]}\right]\delta\mathfrak{y} + \left[[c\,c] - \frac{[a\,c]\,[a\,c]}{[a\,a]}\right]\delta\mathfrak{z} + \left[[c\,f] - \frac{[a\,c]\,[a\,f]}{[a\,a]}\right] = 0\,.$$

Zur Vereinfachung dieser beiden Formeln setzen wir mit Gauß:

$$\left[[b\,b] - \frac{[a\,b]\,[a\,b]}{[a\,a]}\right] = [b\,b_1]\,,$$

d. h. Summe b^2 einmal reduziert;

$$\left[[b\,c] - \frac{[a\,b]\,[a\,c]}{[a\,a]}\right] = [b\,c_1]\,,$$

d. h. Summe $b \cdot c$ einmal reduziert usw.

Nach Einführung dieser Abkürzungen erhalten wir dann die einmal reduzierten Normalgleichungen:

$$\text{(Ib)}\qquad [b\,b_1]\,\delta\mathfrak{y} + [b\,c_1]\,\delta\mathfrak{z} + [b\,f_1] = 0\,,$$

$$\text{(IIb)}\qquad [b\,c_1]\,\delta\mathfrak{y} + [c\,c_1]\,\delta\mathfrak{z} + [c\,f_1] = 0\,.$$

Eine weitere Reduktion der Normalgleichungen erfolgt in derselben Weise, wenn man die Gleichung (Ib) mit

$-\frac{[b c_1]}{[b b_1]}$ multipliziert und zu Gleichung (IIb) addiert. Wir erhalten:

$$-[b c_1]\,\delta\mathfrak{y} - \frac{[b c_1][b c_1]}{[b b_1]}\,\delta\mathfrak{z} - \frac{[b c_1][b f_1]}{[b b_1]} = 0\,.$$

Durch Addition zu (IIb) wird dann:

$$\left[[c c_1] - \frac{[b c_1][b c_1]}{[b b_1]}\right]\delta\mathfrak{z} + \left[[c f_1] - \frac{[b c_1][b f_1]}{[b b_1]}\right] = 0\,.$$

Setzen wir den ersten Klammerausdruck $= [c c_2]$, d. h. $[c^2]$ zweimal reduziert, und den zweiten Klammerausdruck $= [c f_2]$, d. h. $[c f]$ zweimal reduziert, so erhalten wir die zweimal reduzierte Normalgleichung:

(Ic) $$[c c_2]\,\delta\mathfrak{z} + [c f_2] = 0\,.$$

Anwendung auf das Beispiel: Wir multiplizieren nach dem Vorhergehenden die Gleichung (I) mit $-\frac{207}{35}$ und erhalten:

$$-207\,\delta\mathfrak{x} - 1224{,}26\,\delta\mathfrak{y} - 4{,}103 = 0\,.$$

Dazu Gleichung (II) addiert gibt:

$$-0{,}576 + 389{,}74\,\delta\mathfrak{y} = 0\,,$$

$$\delta\mathfrak{y} = \frac{0{,}576}{389{,}74} = 0{,}0016\,.$$

Dieser Wert in die erste Normalgleichung eingesetzt liefert uns $\delta\mathfrak{x}$:

$$[a v] = 0 = 0{,}694 + 35\,\delta\mathfrak{x} + 0{,}331\,,$$

$$35\,\delta\mathfrak{x} = -1{,}025\,,$$

$$\delta\mathfrak{x} = -0{,}029\,.$$

Wir bekommen also das Endresultat:

$x = 0{,}341 - 0{,}029 = 0{,}312$ } d. h. 1 Pariser Fuß hat 0,312 m,
$y = 0{,}001 + 0{,}002 = 0{,}003$ } „ 1 „ Linie „ 0,003 m.

Zur Probe für die rechte Auflösung setzt man $\delta\mathfrak{x}$ und $\delta\mathfrak{y}$ in die zweite Normalgleichung ein.

2. Auflösung mit Hilfe der Determinanten:

$$[a a]\,\delta\mathfrak{x} + [a b]\,\delta\mathfrak{y} + [a f] = 0\,,$$

$$[a b]\,\delta\mathfrak{x} + [b b]\,\delta\mathfrak{y} + [b f] = 0\,.$$

Aus diesen beiden Normalgleichungen ist:

$$\delta\mathfrak{x} = \frac{\begin{vmatrix} [ab] & [af] \\ [bb] & [bf] \end{vmatrix}}{\begin{vmatrix} [aa] & [ab] \\ [ab] & [bb] \end{vmatrix}} = \frac{[ab][bf] - [bb][af]}{[aa][bb] - [ab][ab]}.$$

$$\delta\mathfrak{y} = \frac{\begin{vmatrix} [af] & [aa] \\ [bf] & [ab] \end{vmatrix}}{\begin{vmatrix} [aa] & [ab] \\ [ab] & [bb] \end{vmatrix}} = \frac{[af][ab] - [bf][aa]}{[aa][bb] - [ab][ab]}.$$

Diese Methode hat vor der ersteren den Vorteil, daß sie weniger Rechnung erfordert, zumal da der Nenner in beiden Ausdrücken derselbe ist.

Uns näher über die Auflösung von Gleichungen durch Determinanten auszulassen, würde über den Rahmen des Werkchens hinausgehen. Wir wollen nur noch die Probe für das vorliegende Beispiel machen. Danach ist

$$\delta\mathfrak{x} = \frac{207 \cdot 3{,}527 - 1614 \cdot 0{,}694}{35 \cdot 1614 - 207 \cdot 207} = -\frac{390{,}027}{13641} = -0{,}029\,,$$

$$\delta\mathfrak{y} = \frac{0{,}694 \cdot 207 - 3{,}527 \cdot 35}{35 \cdot 1614 - 207 \cdot 207} = \frac{20{,}213}{13641} = 0{,}002\,.$$

§ 4. Proben für die richtige Aufstellung und Auflösung der Normalgleichungen.

Im vorigen Paragraphen hatten wir schon darauf hingewiesen, daß man durch die Summierung der einzelnen Spalten bei der Aufstellung der Normalgleichungen eine Probe gewinnt. Wir können nun auch die Normalgleichungen selbst addieren und die so entstandene Gleichung, die Summengleichung, als eine Normalgleichung behandeln und mit der Rechnung weiterführen, so daß die erste Unbekannte nicht nur aus der reduzierten Normalgleichung, sondern auch gleichzeitig aus der reduzierten Summengleichung hervorgeht. Wir wollen die Richtigkeit dieser Behauptung zunächst theoretisch und dann an unserem Beispiel praktisch erläutern.

In den einzelnen Fehlergleichungen verstehe man unter $[s]$ die Summe der Koeffizienten der Unbekannten, also:

$$s_1 = a_1 + b_1 + c_1 + \ldots; \quad s_2 = a_2 + b_2 + c_2 + \ldots \quad \text{usw.}$$

Zur Herleitung der Summengleichung zerlegen wir die in den Normalgleichungen enthaltenen Summen $[aa]$, $[ab]$ usw. und erhalten:

$$(a_1 a_1 + a_2 a_2 + \ldots)\delta\mathfrak{x} + (a_1 b_1 + a_2 b_2 + \ldots)\delta\mathfrak{y}$$
$$+ (a_1 c_1 + a_2 c_2 + \ldots)\delta\mathfrak{z} + (a_1 f_1 + a_2 f_2 + \ldots) = 0\,,$$

$$(a_1 b_1 + a_2 b_2 + \ldots)\delta\mathfrak{x} + (b_1 b_1 + b_2 b_2 + \ldots)\delta\mathfrak{y}$$
$$+ (b_1 c_1 + b_2 c_2 + \ldots)\delta\mathfrak{z} + (b_1 f_1 + b_2 f_2 + \ldots) = 0\,,$$

$$(a_1 c_1 + a_2 c_2 + \ldots)\delta\mathfrak{x} + (b_1 c_1 + b_2 c_2 + \ldots)\delta\mathfrak{y}$$
$$+ (c_1 c_1 + c_2 c_2 + \ldots)\delta\mathfrak{z} + (c_1 f_1 + c_2 f_2 + \ldots) = 0\,.$$

Addieren wir diese drei Gleichungen, wobei wir gleichzeitig die Größen mit denselben Indices zusammenfassen, so ist:

$$[a_1(a_1 + b_1 + c_1) + a_2(a_2 + b_2 + c_2) + \ldots]\,\delta\mathfrak{x}$$
$$+ [b_1(a_1 + b_1 + c_1) + b_2(a_2 + b_2 + c_2) + \ldots]\,\delta\mathfrak{y}$$
$$+ [c_1(a_1 + b_1 + c_1) + c_2(a_2 + b_2 + c_2) + \ldots]\,\delta\mathfrak{z}$$
$$+ [f_1(a_1 + b_1 + c_1) + f_2(a_2 + b_2 + c_2) + \ldots] = 0\,.$$

Setzt man nun die Werte für $a_1 + b_1 + c_1 = s_1$ usw. ein, so erhalten wir:

$$(a_1 s_1 + a_2 s_2 + \ldots)\delta\mathfrak{x} + (b_1 s_1 + b_2 s_2 + \ldots)\delta\mathfrak{y}$$
$$+ (c_1 s_1 + c_2 s_2 + \ldots)\delta\mathfrak{z} + (f_1 s_1 + f_2 s_2 + \ldots) = 0$$

oder

$$(1) \qquad [as]\,\delta\mathfrak{x} + [bs]\,\delta\mathfrak{y} + [cs]\,\delta\mathfrak{z} + [fs] = 0$$

Summengleichung.

Wir haben also nun bewiesen, daß $[aa] + [ab] + [ac] = [as]$ oder daß $[ab] + [bb] + [bc] = [bs]$ usw. ist. Es ist nun die Frage, wie sich bei den einmal reduzierten Normalgleichungen die Summengleichung gestaltet:

$$\left.\begin{aligned} [bb_1]\,\delta\mathfrak{y} + [bc_1]\,\delta\mathfrak{z} + [bf_1] &= 0 \\ [bc_1]\,\delta\mathfrak{y} + [cc_1]\,\delta\mathfrak{z} + [cf_1] &= 0 \end{aligned}\right\} \text{einmal reduzierte Normalgleichungen,}$$

$$\overline{[bs_1]\,\delta\mathfrak{y} + [cs_1]\,\delta\mathfrak{z} + [fs_1] = 0}$$

einmal reduzierte Summengleichung.

Es ist zu beweisen, ob auch wirklich $[b b_1] + [b c_1] = [b s_1]$ oder $[b c_1] + [c c_1] = [c s_1]$ usw. ist. Wir wollen den Beweis für die zweite Gleichung führen, und ist diese richtig, so können wir dadurch auch auf die Richtigkeit der anderen schließen. Aus den Normalgleichungen war:

$$(2) \quad \begin{cases} [b c_1] = [b c] - \dfrac{[a b][a c]}{[a a]} \\ [c c_1] = [c c] - \dfrac{[a c][a c]}{[a a]} \end{cases}$$

Durch Addition dieser beiden Gleichungen erhalten wir:

$$(3) \quad [c s_1] = [c s] - \frac{[a s][a c]}{[a a]}$$

Wir wollen die einzelnen Glieder rechter Seite zerlegen.

$$\begin{aligned} [c s] &= c_1 s_1 + c_2 s_2 + \ldots = c_1 (a_1 + b_1 + c_1) + c_2 (a_2 + b_2 + c_2) + \ldots \\ &= a_1 c_1 + b_1 c_1 + c_1 c_1 + a_2 c_2 + b_2 c_2 + c_2 c_2 + \ldots \\ &= [a c] + [b c] + [c c], \end{aligned}$$

$$\begin{aligned} [a s] &= a_1 s_1 + a_2 s_2 + \ldots = a_1 (a_1 + b_1 + c_1) + a_2 (a_2 + b_2 + c_2) + \ldots \\ &= a_1 a_1 + a_1 b_1 + a_1 c_1 + a_2 a_2 + a_2 b_2 + a_2 c_2 + \ldots \\ &= [a a] + [a b] + [a c]. \end{aligned}$$

Setzen wir diese Werte in Gleichung (3) ein, so ist:

$$\begin{aligned} [c s_1] &= [a c] + [b c] + [c c] - \frac{[a c]\{[a a] + [a b] + [a c]\}}{[a a]} \\ &= [a c] + [b c] + [c c] - [a c] - \frac{[a b][a c]}{[a a]} - \frac{[a c][a c]}{[a a]}, \end{aligned}$$

$$[c s_1] = [b c] - \frac{[a b][a c]}{[a a]} + [c c] - \frac{[a c][a c]}{[a a]}.$$

Dieses ist aber nach der Gleichung (2):

$$[c s_1] = [b c_1] + [c c_1],$$

wodurch wir auf die oben aufgestellte Behauptung zurückkommen. Folglich hat auch die Gleichung:

$$(4) \quad [b s_1]\,\delta\mathfrak{y} + [c s_1]\,\delta\mathfrak{z} + [f s_1] = 0$$

ihre Gültigkeit.

Eine zweite Probe ist die sogenannte Sigmaprobe oder die Probe mit den Koeffizienten für die reduzierten Normalgleichungen:

$$-\frac{[af]^2}{[aa]}-\frac{[bf_1]^2}{[bb_1]}-\frac{[cf_2]^2}{[cc_2]}=[af]\,\delta\mathfrak{x}+[bf]\,\delta\mathfrak{y}+[cf]\,\delta\mathfrak{z}=\Sigma\,.$$

Beweis: Aus den Normalgleichungen ist:

$$(1)\quad -[af]=[aa]\delta\mathfrak{x}+[ab]\,\delta\mathfrak{y}+[ac]\,\delta\mathfrak{z}.\quad \text{Multipl. mit } \frac{[af]}{[aa]}.$$

$$(2)\quad -[bf_1]=\qquad [bb_1]\delta\mathfrak{y}+[bc_1]\delta\mathfrak{z}.\quad \text{„} \quad \text{„} \quad \frac{[bf_1]}{[bb_1]}.$$

$$(3)\quad -[cf_2]=\qquad [cc_2]\delta\mathfrak{z}.\quad \text{„} \quad \text{„} \quad \frac{[cf_2]}{[cc_2]}.$$

$$(1a)\quad -\frac{[af]^2}{[aa]}=[af]\,\delta\mathfrak{x}+\frac{[ab]\,[af]}{[aa]}\delta\mathfrak{y}+\frac{[ac]\,[af]}{[aa]}\delta\mathfrak{z}\,.$$

$$(2a)\quad -\frac{[bf_1]^2}{[bb_1]}=\qquad [bf_1]\,\delta\mathfrak{y}+\frac{[bc_1][bf_1]}{[bb_1]}\delta\mathfrak{z}\,.$$

$$(3a)\quad -\frac{[cf_2]^2}{[cc_2]}=\qquad [cf_2]\,\delta\mathfrak{z}\,.$$

Durch Addition dieser 3 Gleichungen erhalten wir:

$$(4)\quad \left\{\begin{aligned} -\frac{[af]^2}{[aa]}-\frac{[bf_1]^2}{[bb_1]}-\frac{[cf_2]^2}{[cc_2]} &= [af]\delta\mathfrak{x} \\ &+\left[[bf_1]+\frac{[ab]\,[af]}{[aa]}\right]\delta\mathfrak{y} \\ &+\left[\frac{[ac]\,[af]}{[aa]}+[cf_2]+\frac{[bc_1]\,[bf_1]}{[bb_1]}\right]\delta\mathfrak{z}\,. \end{aligned}\right.$$

Es ist:

$$[bf_1]=[bf]-\frac{[ab]\,[af]}{[aa]}$$

$$[cf_2]=[cf_1]-\frac{[bc_1]\,[bf_1]}{[bb_1]}=[cf]-\frac{[ac]\,[af]}{[aa]}-\frac{[bc_1]\,[bf_1]}{[bb_1]}\,.$$

Diese Werte in Gleichung (4) eingesetzt ergeben:

$$(5)\quad -\frac{[af]^2}{[aa]}-\frac{[bf_1]^2}{[bb_1]}-\frac{[cf_2]^2}{[cc_2]}=[af]\delta\mathfrak{x}+[bf]\delta\mathfrak{y}+[cf]\delta\mathfrak{z}=\Sigma\,.$$

Anwendung auf unser Beispiel.

1. Aus den Normalgleichungen (I und II, § 3) erhalten wir die Summengleichung:

(a) $$[s\,v] = 0 = 4{,}221 + 242\,\delta\mathfrak{x} + 1821\,\delta\mathfrak{y}\,.$$

Multiplizieren wir die I. Normalgleichung mit $-\frac{242}{35}$, so erhalten wir:

(b) $$0 = -4{,}798 - 242\,\delta\mathfrak{x} - 1431{,}26\,\delta\mathfrak{y}\,.$$

Fassen wir Gleichung (a) und (b) zusammen, so erhalten wir die einmal reduzierte Summengleichung:

$$0 = -0{,}577 + 389{,}74\,\delta\mathfrak{y}\,.$$

Wir haben auch durch diese Gleichung $\delta\mathfrak{y}$ erhalten und sehen, daß sie mit dem vorherigen Resultat stimmt.

2. Nach Gleichung (5) ist:

$$-\frac{0{,}694^2}{35} - \frac{0{,}576^2}{389{,}74} = 0{,}694(-0{,}029) + 3{,}527 \cdot 0{,}002$$
$$-0{,}013 - 0{,}001 = -0{,}020 + 0{,}007$$
$$-0{,}014 = -0{,}013\,.$$

Diese Übereinstimmung genügt zur Probe.

Eine dritte Probe gewinnen wir endlich noch durch die Gleichung:

(1) $$[v\,v] = [f\,f] + \Sigma\,.$$

Diese Gleichung ist abgeleitet unter der Voraussetzung, daß $[a\,v] = 0$ und $[b\,v] = 0$ ist. Nach den Verbesserungsgleichungen ist:

$$v_1 = f_1 + a_1\,\delta\mathfrak{x} + b_1\,\delta\mathfrak{y} + c_1\,\delta\mathfrak{z}\,.$$
$$v_2 = f_2 + a_2\,\delta\mathfrak{x} + b_2\,\delta\mathfrak{y} + c_2\,\delta\mathfrak{z} \quad \text{usw.}$$

Multipliziert man diese Gleichungen jede zuerst mit dem zugehörigen v_1, dann mit dem zugehörigen f_1 so ist:

(I) $$\begin{cases} v_1\,v_1 = v_1 f_1 + a_1 v_1\,\delta\mathfrak{x} + b_1 v_1\,\delta\mathfrak{y} + c_1 v_1\,\delta\mathfrak{z} \\ v_2\,v_2 = v_2 f_2 + a_2 v_2\,\delta\mathfrak{x} + b_2 v_2\,\delta\mathfrak{y} + c_2 v_2\,\delta\mathfrak{z}\,. \end{cases}$$

(II) $$\begin{cases} v_1 f_1 = f_1 f_1 + a_1 f_1\,\delta\mathfrak{x} + b_1 f_1\,\delta\mathfrak{y} + c_1 f_1\,\delta\mathfrak{z} \\ v_2 f_2 = f_2 f_2 + a_2 f_2\,\delta\mathfrak{x} + b_2 f_2\,\delta\mathfrak{y} + c_2 f_2\,\delta\mathfrak{z} \quad \text{usw.} \end{cases}$$

Summieren wir diese Gleichungen, so erhalten wir:

$$\text{(Ia)} \qquad [vv] = [vf] + \underbrace{[av]}_{0}\,\delta\mathfrak{x} + \underbrace{[bv]}_{0}\,\delta\mathfrak{y} + \underbrace{[cv]}_{0}\,\delta\mathfrak{z}\,.$$

$$\text{(IIa)} \qquad [vf] = [ff] + [af]\,\delta\mathfrak{x} + [bf]\,\delta\mathfrak{y} + [cf]\,\delta\mathfrak{z}\,.$$

Setzt man aus (IIa) $[vf]$ in (Ia) ein, so geht (Ia) über in:

$$\text{(Ib)} \qquad [vv] = [ff] + [af]\,\delta\mathfrak{x} + [bf]\,\delta\mathfrak{y} + [cf]\,\delta\mathfrak{z}\,.$$

Die drei letzten Glieder dieser Gleichung sind nach Gleichung (5) dieses Paragraphen gleich Σ. Wir bekommen also unsere obige Gleichung:

$$[vv] = [ff] + \Sigma\,.$$

Anwendung: Wir berechnen die einzelnen v aus den umgeformten Verbesserungsgleichungen (9), § 3.

$$\begin{aligned} v_1 &= +0{,}001 & v_1^2 &= 0{,}000 \\ v_2 &= +0{,}012 & v_2^2 &= 0{,}000 \\ v_3 &= +0{,}001 & v_3^2 &= 0{,}000 \\ v_4 &= +0{,}010 & v_4^2 &= 0{,}000 \\ v_5 &= +0{,}010 & v_5^2 &= 0{,}000 \\ v_6 &= +0{,}008 & v_6^2 &= 0{,}000\,. \end{aligned}$$

Ebenso berechnen wir aus diesen Gleichungen die ff und erhalten

$$[ff] = 0{,}015\,.$$

Nun ist $[vv] = [ff] + \Sigma$. Wir haben Σ aus der zweiten Probe mit $-0{,}014$ gefunden. Also ist

$$[vv] = 0{,}000 = 0{,}015 - 0{,}014 = 0{,}001\,.$$

Auch diese Probe stimmt hinreichend.

Die Schlußrechnungsprobe gewinnen wir dadurch, daß wir die aus den Gleichungen (9), § 3 und aus den Gleichungen (3), § 1 gewonnenen v vergleichen. Nach den letzteren ist:

$$\begin{aligned} v_1 &= +0{,}001 \\ v_2 &= +0{,}012 \\ v_3 &= -0{,}001 \\ v_4 &= +0{,}010 \\ v_5 &= +0{,}010 \\ v_6 &= +0{,}008\,. \end{aligned}$$

Den mittleren Fehler der einzelnen Beobachtung finden wir durch dieselben Betrachtungen wie bei den gleich genauen direkten Beobachtungen. Er war hier: $m \doteq \pm\sqrt{\frac{[v\,v]}{n-1}}$. Dieser Ausdruck geht über in den für vermittelnde Beobachtungen, wenn $n - q$ statt $n - 1$ gesetzt wird, wo q die Anzahl der Unbekannten bedeutet. Denn es lassen sich die direkten Beobachtungen ansehen als vermittelnde mit einem einzigen Element.

§ 5. Herleitung des mittleren Fehlers der Unbekannten.

1. Wir gehen aus von den Fehlergleichungen:

$$l_i + v_i = a_i x + b_i y\,.$$

Es sei

$$x = \mathfrak{x} + \delta\mathfrak{x}\,; \quad y = \mathfrak{y} + \delta\mathfrak{y}\,; \quad m\,\delta_{\mathfrak{x}}^2 = m_x^2 \quad \text{und} \quad m\,\delta_{\mathfrak{y}}^2 = m_y^2$$

$$v_i = -l_i + a_i\mathfrak{x} + b_i\mathfrak{y} + a_i\delta\mathfrak{x} + b_i\delta\mathfrak{y}\,.$$

$$f_i = -l_i + a_i\mathfrak{x} + b_i\mathfrak{y}\,.$$

Dann ist auch

$$m_f^2 = m^2\,.$$

Die zugehörigen Normalgleichungen lauten:

$$0 = [a\,f] + [a\,a]\,\delta\mathfrak{x} + [a\,b]\,\delta\mathfrak{y}\,. \tag{1}$$

$$0 = [b\,f] + [a\,b]\,\delta\mathfrak{x} + [b\,b]\,\delta\mathfrak{y}\,. \tag{2}$$

Multiplizieren wir die erste Gleichung mit einem beliebigen Faktor q_{11} und die zweite Gleichung mit q_{12}, die beide jedoch den Bedingungen entsprechen, daß

$$[a\,a]\,q_{11} + [a\,b]\,q_{12} = 1$$

und

$$[a\,b]\,q_{11} + [b\,b]\,q_{12} = 0$$

wird, so ist:

$$0 = [a\,f]\,q_{11} + [a\,a]\,\delta\mathfrak{x}\,q_{11} + [a\,b]\,\delta\mathfrak{y}\,q_{11} \tag{1a}$$

$$0 = [b\,f]\,q_{12} + [a\,b]\,\delta\mathfrak{x}\,q_{12} + [b\,b]\,\delta\mathfrak{y}\,q_{12}\,. \tag{2a}$$

Addieren wir diese Gleichungen, so ist:

$$\begin{aligned}([a\,f]\,q_{11} + [b\,f]\,q_{12}) &+ ([a\,a]\,q_{11} + [a\,b]\,q_{12})\,\delta\mathfrak{x} \\ &+ ([a\,b]\,q_{11} + [b\,b]\,q_{12})\,\delta\mathfrak{y} = 0\,;\end{aligned}$$

oder gemäß der Bedingung:

$$[af]q_{11} + [bf]q_{12} + \delta\mathfrak{x} + 0 \cdot \delta\mathfrak{y} = 0 .$$

Daraus ist

$$\delta\mathfrak{x} = [af]q_{11} + [bf]q_{12} .$$

Stellen wir nun $\delta\mathfrak{x}$ in seinen einzelnen Gliedern dar, so ist:

$$(3) \quad \begin{cases} \delta\mathfrak{x} = a_1 f_1 q_{11} + b_1 f_1 q_{12} = \alpha_1 f_1 \\ \quad + a_2 f_2 q_{11} + b_2 f_2 q_{12} = \alpha_2 f_2 \\ \quad \cdot \quad \cdot \quad \cdot \quad \cdot \quad \cdot \quad \cdot \quad \cdot \\ \quad + a_n f_n q_{11} + b_n f_n q_{12} = \alpha_n f_n . \end{cases}$$

Also ist

$$\delta\mathfrak{x} = \alpha_1 f_1 + \alpha_2 f_2 + \alpha_3 f_3 + \ldots \alpha_n f_n .$$

$$m\,\delta_x^2 = m_x^2 = \alpha_1^2 m_1^2 + \alpha_2^2 m_2^2 + \alpha_3^2 m_3^2 + \ldots$$

$$m_1^2 = m_2^2 = m_3^2 = \ldots m^2$$

$$m_x^2 = m^2 [\alpha\alpha] .$$

Aus den Formeln (3) ist

$$\alpha_1 = a_1 q_{11} + b_1 q_{12}$$

$$\alpha_2 = a_2 q_{11} + b_2 q_{12} .$$

Multiplizieren wir jede dieser Formeln mit den zugehörigen a, unter gleichzeitigem Übergang zur Summe, so ist

$$[a\alpha] = [aa]q_{11} + [ab]q_{12} .$$

Ebenso mit dem zugehörigen b und α multipliziert ergibt sich:

$$[b\alpha] = [ab]q_{11} + [bb]q_{12}$$

$$[\alpha\alpha] = [a\alpha]q_{11} + [b\alpha]q_{12} = \{[aa]q_{11} + [ab]q_{12}\}q_{11} + \{[ab]q_{11} + [bb]q_{12}\}q_{12} .$$

Nach unserer Bedingung werden aber die erste Klammer $= 1$, die zweite $= 0$.

Also ist

$$[\alpha\alpha] = q_{11} .$$

Folglich ist

$$m_x^2 = m^2 q_{11} ; \qquad m_x = \pm m\sqrt{q_{11}} .$$

Ähnlich findet sich für $m_y^2 = m^2 q_{12}$; $m y = \pm m\sqrt{q_{12}}$.

2. Eine andere Herleitung ist folgende: Lösen wir nach § 3 die Normalgleichungen mit Hilfe der Determinanten auf, so ist

$$\delta\mathfrak{x} = -\frac{[af][bb] + [bf][ab]}{[aa][bb] - [ab][ab]}.$$

Bezeichnen wir den Nenner mit D, lösen $[af]$ und $[bf]$ in seine einzelnen Glieder auf, so erhalten wir:

$$\delta\mathfrak{x} = \frac{[bb]}{D}(-a_1 f_1 - a_2 f_2 \ldots) + \frac{[ab]}{D}(+b_1 f_1 + b_2 f_2 + \ldots)$$

$$\delta\mathfrak{x} = \left\{ \begin{array}{l} f_1\left(-\frac{a_1[bb]}{D} + \frac{b_1[ab]}{D}\right) \\ +f_2\left(-\frac{a_2[bb]}{D} + \frac{b_2[ab]}{D}\right) \\ + \ldots\ldots\ldots \end{array} \right\}.$$

Nun ist nach denselben Relationen wie bei (1):

$$m_x^2 = \frac{m^2}{D^2}\left\} \begin{array}{l} a_1^2[bb]^2 - 2a_1 b_1 [bb][ab] + b_1^2[ab]^2 \\ +a_2^2[bb]^2 - 2a_2 b_2 [bb][ab] + b_2^2[ab]^2 \\ + \ldots\ldots\ldots\ldots\ldots \end{array} \right.$$

$$m_x^2 = \frac{m^2}{D^2}[bb]\{[aa][bb] - 2[ab]^2 + [ab]^2\}$$

$$m_x^2 = \frac{m^2}{D^2}[bb]\{[aa][bb] - [ab]^2\} = \frac{m^2}{D^2}[bb]\cdot D$$

$$m_x^2 = m^2\frac{[bb]}{D}.$$

Ebenso findet man

$$m_y^2 = m^2\frac{[aa]}{D}.$$

§ 6. Linearmachen von Funktionen vermittelnder Beobachtungen.

Es sei

$$l_i + v_i = \varphi(x\,y\,z).$$

Durch Einführung von Näherungswerten für $x\,y$ und z geht diese Formel über in:

$$l_i + v_i = \varphi[(\mathfrak{x} + \delta\mathfrak{x})(\mathfrak{y} + \delta\mathfrak{y})(\mathfrak{z} + \delta\mathfrak{z})).$$

Nach Taylor behandelt ergibt diese Gleichung:

$$l_i + v_i = \varphi(\mathfrak{x}\,\mathfrak{y}\,\mathfrak{z}) + \left(\frac{\partial \varphi}{\partial x}\right)\partial \mathfrak{x} + \left(\frac{\partial \varphi}{\partial y}\right)\partial \mathfrak{y} + \left(\frac{\partial \varphi}{\partial z}\right)\partial \mathfrak{z}$$

$$+ \tfrac{1}{2}\left[\left(\frac{\partial^2 \varphi}{\partial x^2}\right)\partial \mathfrak{x}^2 + \left(\frac{\partial^2 \varphi}{\partial y^2}\right)\partial \mathfrak{y}^2 + \ldots\right].$$

Um diese Gleichung auf die allgemeine Form zu bringen, führen wir unter Vernachlässigung der Glieder höherer Ordnung ein:

$$-l_i + \varphi(\mathfrak{x}\,\mathfrak{y}\,\mathfrak{z}) = f_i\,; \qquad \frac{\partial \varphi}{\partial x} = a_i\,; \qquad \frac{\partial \varphi}{\partial y} = b_i\,; \qquad \frac{\partial \varphi}{\partial z} = c_i$$

und erhalten:

$$v_i = f_i + a_i \delta \mathfrak{x} + b_i \delta \mathfrak{y} + c_i \delta \mathfrak{z}.$$

Wir wollen uns den Gebrauch dieser Formel an einem Beispiel klarmachen.

Es sei z. B. ein Punkt durch Bogenschnitt festgelegt und es bezeichnen l_i die gemessenen, $l_i + v_i$ die wahrscheinlichsten Längen.

Es ist

$$l_i + v_i = \sqrt{(x_1 - x)^2 + (y_1 - y)^2}\,; \qquad x = \mathfrak{x} + \delta \mathfrak{x}\,; \qquad y = \mathfrak{y} + \delta \mathfrak{y}.$$

$$l_i + v_i = \sqrt{(x_1 - \mathfrak{x})^2 + (y_1 - \mathfrak{y})^2} + \frac{1[-2(x_1 - \mathfrak{x})]}{2\sqrt{(x_1 - \mathfrak{x})^2 + (y_1 - \mathfrak{y})^2}}\,\delta \mathfrak{x}$$

$$+ \frac{1[-2(y_1 - \mathfrak{y})]}{2\sqrt{(x_1 - \mathfrak{x})^2 + (y_1 - \mathfrak{y})^2}}\,\delta \mathfrak{y}.$$

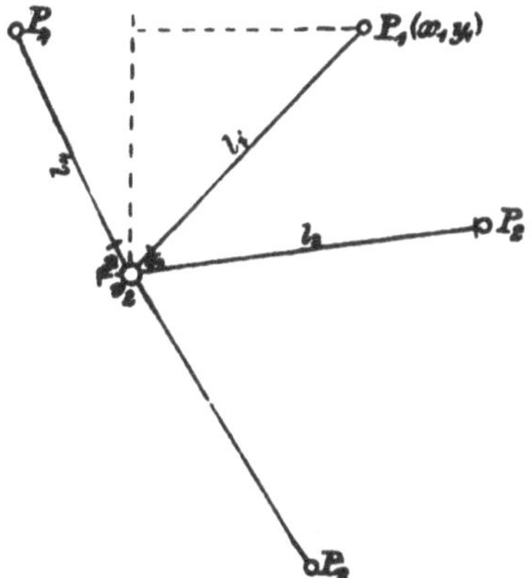

Fig. 1.

Bezeichnet man mit $\mathfrak{S}$ die Länge der Strecken nach dem vorläufigen Punkte, also $\mathfrak{S} = \sqrt{(x_1 - \mathfrak{x})^2 + (y_1 - \mathfrak{y})^2}$, so ist

$$l_i + v_i = \mathfrak{S} + \frac{\mathfrak{x} - x_1}{\mathfrak{S}}\,\delta\mathfrak{x} + \frac{\mathfrak{y} - y_1}{\mathfrak{S}}\,\delta\mathfrak{y}\,,$$

$$v_i = \underbrace{-l_i + \mathfrak{S}}_{f_i} + \underbrace{\frac{\mathfrak{x} - x_1}{\mathfrak{S}}}_{a_i}\,\delta\mathfrak{x} + \underbrace{\frac{\mathfrak{y} - y_1}{\mathfrak{S}}}_{b_i}\,\delta\mathfrak{y}\,.$$

Also kommen wir wieder auf die allgemeine Form:

$$v_i = f_i + a_i\,\delta\mathfrak{x} + b_i\,\delta\mathfrak{y}\,.$$

Ebenso haben wir auch hier die Aufstellung der Verbesserungsgleichungen mittels logarithmischer Differenzen.

$$\psi(l_i + v_i) = \frac{\varphi_1(x)\,\varphi_2(y)}{\varphi_3(z)}$$

$$\log\psi(l_i + v_i) = \log\varphi_1(x) + \log\varphi_2(y) - \log\varphi_3(z)$$

$$x = \mathfrak{x} + \delta\mathfrak{x}\,; \quad y = \mathfrak{y} + \delta\mathfrak{y}\,; \quad z = \mathfrak{z} + \delta\mathfrak{z}\,.$$

$$\log\psi(l_i + v_i) = \log\varphi_1(\mathfrak{x} + \delta\mathfrak{x}) + \log\varphi_2(\mathfrak{y} + \delta\mathfrak{y}) - \log\varphi_3(\mathfrak{z} + \delta\mathfrak{z})\,.$$

Es mögen $\Delta_i\ \Delta x\ \Delta y\ \Delta z$ die logarithmischen Fortschritte bedeuten. Dann ist:

$$\begin{aligned}\log\psi(l_i) + v_i\,\Delta_i = \log\varphi_1(\mathfrak{x}) + \delta\mathfrak{x}\cdot\Delta x + \log\varphi_2(\mathfrak{y}) + \delta\mathfrak{y}\cdot\Delta y \\ - \log\varphi_3(\mathfrak{z}) - \delta\mathfrak{z}\cdot\Delta z\end{aligned}$$

oder anders geordnet:

$$\begin{aligned}v_i\,\Delta_i = -\log\psi(l_i) + \log\varphi_1(\mathfrak{x}) + \log\varphi_2(\mathfrak{y}) - \log\varphi_3(\mathfrak{z}) \\ + \delta\mathfrak{x}\,\Delta x + \delta\mathfrak{y}\,\Delta y - \delta\mathfrak{z}\,\Delta z\end{aligned}$$

$$v_i = \underbrace{\frac{1}{\Delta_i}[-\log\psi(l_i) + \log\varphi_1(\mathfrak{x}) + \log\varphi_2(\mathfrak{y}) - \log\varphi_3(\mathfrak{z})]}_{f_i}$$

$$+ \underbrace{\frac{\Delta x}{\Delta_i}}_{a_i}\,\delta\mathfrak{x} + \underbrace{\frac{\Delta y}{\Delta_i}}_{b_i}\,\delta\mathfrak{y} - \underbrace{\frac{\Delta z}{\Delta_i}}_{c_i}\,\delta\mathfrak{z}$$

$$v_i = f_i + a_i\,\delta\mathfrak{x} + b_i\,\delta\mathfrak{y} + c_i\,\delta\mathfrak{z}\,,$$

womit auch diese Gleichung auf die allgemeine Form gebracht ist.

Diese letztere Methode wird hauptsächlich angewandt bei Berechnung von Neigungswinkeln aus Koordinaten oder umgekehrt.

Es sind die Koordinaten von P berechnet. Nun ändern sich diese; um wieviel ändert sich dann der Neigungswinkel?

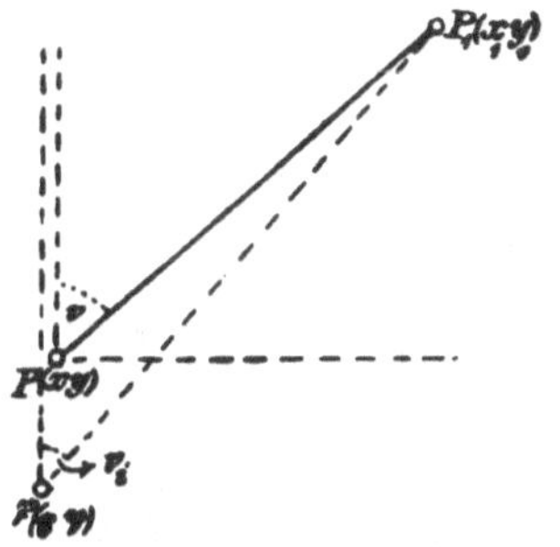

Fig. 2.

Es ist

$$\operatorname{tg} \nu = \frac{y_1 - y}{x_1 - x}$$

$$\operatorname{tg} \nu_1 = \frac{y_1 - \mathfrak{y}}{x_1 - \mathfrak{x}}$$

$$\operatorname{tg}(\nu_1 + \delta\nu_1) = \frac{y_1 - (\mathfrak{y} + \delta\mathfrak{y})}{x_1 - (\mathfrak{x} + \delta\mathfrak{x})}$$

$$\log \operatorname{tg}(\nu_1 + \delta\nu_1) = \log[y_1 - (\mathfrak{y} + \delta\mathfrak{y})] - \log[x_1 - (\mathfrak{x} + \delta\mathfrak{x})] .$$

Den logarithmischen Fortschritt von ν_1 bezeichnen wir mit $\Delta \log \operatorname{tg} \nu_1$, den von $y_1 - \mathfrak{y}$ mit $\Delta \log(y_1 - \mathfrak{y})$, den von $x_1 - \mathfrak{x}$ mit $\Delta \log(x_1 - \mathfrak{x})$. Dann ist:

$$\log \operatorname{tg} \nu_1 + (\Delta \log \operatorname{tg} \nu_1)\, \delta\nu_1 = \log(y_1 - \mathfrak{y}) + [\Delta \log(y_1 - \mathfrak{y})]\, \delta\mathfrak{y} - \log(x_1 - \mathfrak{x}) - [\Delta \log(x_1 - \mathfrak{x})]\, \delta\mathfrak{x} .$$

Daraus ist

$$\delta\nu_1 = \underbrace{-\frac{\Delta \log(x_1 - \mathfrak{x})}{\Delta \log \operatorname{tg} \nu_1}}_{a_i} \delta\mathfrak{x} + \underbrace{\frac{\Delta \log(y_1 - \mathfrak{y})}{\Delta \log \operatorname{tg} \nu_1}}_{b_i} \delta\mathfrak{y}$$

oder durch Einsetzen der untenstehenden Werte:

$$\delta\nu_1 = a_i\, \delta\mathfrak{x} + b_i\, \delta\mathfrak{y} .$$

§ 7. Vermittelnde Beobachtungen ungleichen Gewichtes.

Nach § 3 Abschnitt B hatten wir den Grundsatz aufgestellt: Die Gewichte gleichartiger Beobachtungen verhalten sich umgekehrt wie die Quadrate ihrer mittleren Fehler; also $n : n' = m_y^2 : m_x^2$. Wie schon gesagt, können wir diesen Satz auch ausdehnen auf Funktionen von Beobachtungen.

Wir stellen nun zunächst die Fehlergleichungen auf:

$$(1)\qquad \begin{cases} v_1 = f_1 + a_1\,\delta\mathfrak{x} + b_1\,\delta\mathfrak{y} \\ v_2 = f_2 + a_2\,\delta\mathfrak{x} + b_2\,\delta\mathfrak{y} \\ \dots\dots\dots\dots \\ v_n = f_n + a_n\,\delta\mathfrak{x} + b_n\,\delta\mathfrak{y} \end{cases}$$

Multiplizieren wir jede dieser Gleichungen mit der Wurzel aus ihrem Gewichte, so ist:

$$(2)\qquad \begin{cases} v' = v_1\sqrt{p_1} = f_1\sqrt{p_1} + a_1\,\delta\mathfrak{x}\sqrt{p_1} + b_1\,\delta\mathfrak{y}\sqrt{p_1} \\ v'' = v_2\sqrt{p_2} = f_2\sqrt{p_2} + a_2\,\delta\mathfrak{x}\sqrt{p_2} + b_2\,\delta\mathfrak{y}\sqrt{p_2} \quad \text{usw.} \end{cases}$$

In das Quadrat erhoben geben diese, indem wir gleichzeitig zur Summe übergehen:

$$(3)\qquad \begin{cases} [v'v'] = (f_1\sqrt{p_1} + a_1\,\delta\mathfrak{x}\sqrt{p_1} + b_1\,\delta\mathfrak{y}\sqrt{p_1})^2 \\ \qquad + (f_2\sqrt{p_2} + a_2\,\delta\mathfrak{x}\sqrt{p_2} + b_2\,\delta\mathfrak{y}\sqrt{p_2})^2 + (\dots) \end{cases}$$

Es besteht nun die Bedingung, daß mit $[v\,v\,p]$ auch $[a\,v\,p]$ und $[b\,v\,p]$ zu einem Minimum wird. Lösen wir Gleichung (3) nach Taylor auf, so ist

$$(4)\qquad \frac{\partial[v'v']}{\partial(\partial\mathfrak{x})} = 2\,v_1\,a_1\,p_1 + 2\,v_2\,a_2\,p_2 + \dots = 0$$

oder: $$[a\,v\,p] = 0\,.$$

$$(5)\qquad \frac{\partial[v'v']}{\partial(\delta\mathfrak{y})} = 2\,v_1\,b_1\,p_1 + 2\,v_2\,b_2\,p_2 + \dots = 0$$

oder: $$[v\,b\,p] = 0\,.$$

Die Normalgleichungen erhalten wir auf dieselbe Weise wie vorher, wenn wir jede Fehlergleichung mit dem entsprechenden p multiplizieren und dann zur Summe übergehen. Wir erhalten dann:

$$\begin{aligned} [a\,v\,p] &= [a\,f\,p] + [a\,a\,p]\,\delta\mathfrak{x} + [a\,b\,p]\,\delta\mathfrak{y} = 0 \\ [b\,v\,p] &= [b\,f\,p] + [a\,b\,p]\,\delta\mathfrak{x} + [b\,b\,p]\,\delta\mathfrak{y} = 0 \quad \text{usw.} \end{aligned}$$

Den mittleren Fehler einer Beobachtung erhalten wir durch:

$$m^2 = \frac{[v\,v\,p]}{n-q}\,.$$

Der mittlere Fehler von $x = m_x^2 = \dfrac{[v\,v\,p]}{[n-q]\,[p]}\,.$

Abschnitt D.

Ausgleichung bedingter Beobachtungen.

§ 1. Einführung.

Wie schon in der in Abschnitt A gegebenen Definition gesagt ist, sind die auszugleichenden Größen direkt gemessen, müssen jedoch in ihrem Zusammenhange gewisse Bedingungen erfüllen.

Angenommen, die wahren Beobachtungsgrößen $x_1\ x_2 \ldots x_n$ seien so miteinander verbunden, daß wir aus ihnen eine oder mehrere berechnen können, wenn die anderen bekannt sind. Zum Beispiel ließe, wenn wir die richtigen Beobachtungsgrößen bis auf eine kennen, diese sich im allgemeinen aus einer der folgenden Gleichungen berechnen lassen:

$$\varphi_1(x_1\ x_2\ x_3 \ldots) = 0\ ; \qquad \varphi_2(x_1\ x_2\ x_3 \ldots) = 0 \quad \text{usw.}$$

In diesen Gleichungen ist die Bedingung enthalten, welche die Größen $x_1\ x_2\ x_3 \ldots$ zu erfüllen haben, und darum heißen die Beobachtungen, aus denen die mit zufälligen Fehlern behafteten Beobachtungen $l_1\ l_2\ l_3 \ldots$ hervorgegangen sind, bedingte Beobachtungen. Es ist auch hier selbstverständlich, daß die Anzahl (r) der Bedingungsgleichungen gleich oder größer als die Anzahl (q) der zu bestimmenden Größen sein muß. Die Aufstellung der Bedingungsgleichungen ist beliebig, ihre Anzahl steht fest, da jede überschüssige Beobachtung eine Bedingungsgleichung gibt.

Da nun aber die beobachteten Größen von den wahren Werten um die unvermeidlichen, zufälligen Fehler abweichen, so werden auch die obigen Gleichungen nicht gleich Null werden, sondern gewisse Werte $w_1\ w_2 \ldots$ (Widersprüche) annehmen, die wir aber stets aus der Differenz der gemessenen und idealen Werte berechnen können. Setzen wir nun an die Stelle von x die Beobachtung plus Verbesserung, so gehen die obigen Gleichungen über in

$$\varphi_1(l_1 + v_1, l_2 + v_2, l_3 + v_3 \ldots) = 0 .$$

Genügen diese dann der Bedingung: $\varphi_1(x_1\ x_2\ x_3 \ldots) = 0$, und wird gleichzeitig $[vv]$ ein Minimum, so ist die Aufgabe gelöst.

§ 2. Aufstellung der Fehlergleichungen.

Differentiieren wir die Funktionen

$$\varphi_1(x_1\ x_2\ x_3 \ldots),\quad \varphi_2(x_1\ x_2\ x_3 \ldots)\quad \text{usw.}$$

der Reihe nach nach $x_1\ x_2 \ldots$ und nennen die partiellen Differentialquotienten von φ_1 nach $x_1\ x_2\ x_3 \ldots\ a_1\ a_2\ a_3$, von φ_2 nach $x_1\ x_2\ x_3 \ldots\ b_1\ b_2\ b_3 \ldots$ usw., so erhalten wir die unendlich kleinen Größen, um welche sich $\varphi_1\ \varphi_2 \ldots$ ändern bei Änderung von $x_1\ x_2\ x_3 \ldots$ um $dx_1\ dx_2\ dx_3 \ldots$

$$(1)\qquad \begin{cases} d\varphi_1 = a_1\,dx_1 + a_2\,dx_2 + a_3\,dx_3 \ldots \\ d\varphi_2 = b_1\,dx_1 + b_2\,dx_2 + b_3\,dx_3 \ldots \\ d\varphi_3 = c_1\,dx_1 + c_2\,dx_2 + c_3\,dx_3 \ldots \end{cases}$$

Wir kennen aber nun nicht die wahren Größen x, können also auch nicht die Koeffizienten berechnen. Führen wir indes für x die Beobachtung l ein, ferner für $d\varphi_1\ d\varphi_2\ d\varphi_3$ die $w_1\ w_2\ w_3$ und endlich für $dx_1\ dx_2 \ldots\ -v_1\ -v_2 \ldots$, so erhalten wir:

$$(2)\qquad \begin{cases} 0 = w_1 + a_1 v_1 + a_2 v_2 + a_3 v_3 + \ldots & \text{oder } [av] = -w_a \\ 0 = w_2 + b_1 v_1 + b_2 v_2 + b_3 v_3 + \ldots & \text{,, } [bv] = -w_b \\ 0 = w_3 + c_1 v_1 + c_2 v_2 + c_3 v_3 + \ldots & \text{,, } [cv] = -w_c . \end{cases}$$

Außer diesen Bedingungsgleichungen besteht auch noch die Forderung:

$$[vv] = v_1^2 + v_2^2 + v_3^2 + \ldots$$

ein Minimum. Es muß also:

$$(3)\qquad v_1\,dv_1 + v_2\,dv_2 + v_3\,dv_3 + \ldots = 0$$

werden und zugleich nach (2):

$$(4)\quad \begin{cases} a_1\,dv_1 + a_2\,dv_2 + a_3\,dv_3 + \ldots = 0 \\ b_1\,dv_1 + b_2\,dv_2 + b_3\,dv_3 + \ldots = 0 \\ c_1\,dv_1 + c_2\,dv_2 + c_3\,dv_3 + \ldots = 0\,. \end{cases}$$

Zur Elimination der dv multipliziert man die Gleichungen (4) mit den unbestimmten Koeffizienten $k_1\ k_2\ k_3 \ldots$ und addiert sie.

$$(5)\quad \begin{cases} 0 = (a_1 k_1 + b_1 k_2 + c_1 k_3)\,dv_1 + (a_2 k_1 + b_2 k_2 + c_2 k_3)\,dv_2 \\ \quad + (a_3 k_1 + b_3 k_2 + c_3 k_3)\,dv_3 + \ldots \end{cases}$$

Diese Gleichung stimmt mit der Gleichung (3) überein; denn da die dv ganz unbestimmt bleiben sollen, so müssen die Koeffizienten dieselben sein. Also:

$$(6)\quad \begin{cases} v_1 = a_1 k_1 + b_1 k_2 + c_1 k_3 \\ v_2 = a_2 k_1 + b_2 k_2 + c_2 k_3 \\ v_3 = a_3 k_1 + b_3 k_2 + c_3 k_3\,. \end{cases}$$

Diese Gleichungen (6) heißen die Korrelatengleichungen.

Zur Aufstellung der Normalgleichungen setzen wir die Werte von v aus (6) in die Bedingungsgleichungen (2) ein.

$$(7)\quad \left.\begin{cases} [a\,a]\,k_1 + [a\,b]\,k_2 + [a\,c]\,k_3 + w_1 = 0 \\ [a\,b]\,k_1 + [b\,b]\,k_2 + [b\,c]\,k_3 + w_2 = 0 \\ [a\,c]\,k_1 + [b\,c]\,k_2 + [c\,c]\,k_3 + w_3 = 0 \end{cases}\right\} \text{Normalgleichungen.}$$

§ 3. Ungleiche Gewichte.

Es sei:

$$F(v_1\ v_2\ v_3 \ldots) = v_1^2 p_1 + v_2^2 p_2 + v_3^2 p_3 + \ldots$$

ein Minimum.

Daneben bestehen noch die Bedingungen:

$$\varphi_1(v_1\,v_2\,v_3 \ldots) = [a\,v] - w_a = 0$$
$$\varphi_2(v_1\,v_2\,v_3 \ldots) = [b\,v] - w_b = 0$$
$$\varphi_3(v_1\,v_2\,v_3 \ldots) = [c\,v] - w_c = 0 \quad \text{usw.}$$

Da es sich hier um die Auflösung des relativen Minimum handelt, so benutzen wir die Methode von Lagrange, wobei wir der Einheitlichkeit wegen den unbekannten Faktor λ mit $-2\,k_a$, $-2\,k_b$ usw. bezeichnen wollen.

Die Funktion mit der Bedingungsgleichung lautet dann:

$$\left\{\begin{aligned} \Phi(v_1\,v_2\,v_3\,\ldots) = v_1^2 p_1 + v_2^2 p_2 + v_3^2 p_3 + \ldots \\ -2\,k_a(a_1 v_1 + a_2 v_2 + a_3 v_3 + \ldots - w_a) \\ -2\,k_b(b_1 v_1 + b_2 v_2 + b_3 v_3 + \ldots - w_b) \\ -2\,k_c(c_1 v_1 + b_2 v_2 + c_3 v_3 + \ldots - w_c)\,. \end{aligned}\right.$$

Dieser Ausdruck wird dann zu einem Minimum, wenn sämtliche partielle Differentialquotienten $\frac{\partial \Phi}{\partial v} = 0$ werden.

$$\text{(a)} \qquad \frac{\partial \Phi}{\partial v_1} = 2\,v_1 p_1 - 2\,k_a a_1 - 2\,k_b b_1 - 2\,k_c c_1$$

$$\text{(b)} \qquad \frac{\partial \Phi}{\partial v_2} = 2\,v_2 p_2 - 2\,k_a a_2 - 2\,k_b b_2 - 2\,k_c c_2$$

$$\text{(c)} \qquad \frac{\partial \Phi}{\partial v_3} = 2\,v_3 p_3 - 2\,k_a a_3 - 2\,k_b b_3 - 2\,k_c c_3\,.$$

Aus diesen Gleichungen berechnen wir die einzelnen v. Also ist:

$$\left.\begin{aligned} v_1 &= \frac{a_1}{p_1} k_a + \frac{b_1}{p_1} k_b + \frac{c_1}{p_1} k_c \\ v_2 &= \frac{a_2}{p_2} k_a + \frac{b_2}{p_2} k_b = \frac{c_2}{p_2} k_c \\ v_3 &= \frac{a_3}{p_3} k_a + \frac{b_3}{p_3} k_b + \frac{c_3}{p_3} k_c \quad \text{usw.} \end{aligned}\right\} \text{Korrelaten-gleichungen.}$$

Zur Aufstellung der Normalgleichungen multiplizieren wir jede der letzten drei Gleichungen mit dem zugehörigen a, b und c und summieren die so entstandenen Gleichungen. Wir führen die Rechnung nur mit der Größe a durch, da sich die anderen Gleichungen analog ergeben.

$$\begin{aligned} a_1 v_1 &= \frac{a_1 a_1}{p_1} k_a + \frac{a_1 b_1}{p_1} k_b + \frac{a_1 c_1}{p_1} k_c \\ a_2 v_2 &= \frac{a_2 a_2}{p_2} k_a + \frac{a_2 b_2}{p_2} k_b + \frac{a_2 c_2}{p_2} k_c \\ a_3 v_3 &= \frac{a_3 a_3}{p_3} k_a + \frac{a_3 b_3}{p_3} k_b + \frac{a_3 c_3}{p_3} k_c\,. \end{aligned}$$

Addieren wir diese Gleichungen, so erhalten wir die I. Normalgleichung:

$$[a\,v] = \left[\frac{a\,a}{p}\right] k_a + \left[\frac{a\,b}{p}\right] k_b + \left[\frac{a\,c}{p}\right] k_c + w_a\,.$$

Analog ergeben sich die anderen Normalgleichungen:

$$[b\,v] = \left[\frac{a\,b}{p}\right] k_a + \left[\frac{b\,b}{p}\right] k_b + \left[\frac{b\,c}{p}\right] k_c = w_b$$

II. Normalgleichung.

$$[c\,v] = \left[\frac{a\,c}{p}\right] k_a + \left[\frac{b\,c}{p}\right] k_b + \left[\frac{c\,c}{p}\right] k_c = w_c$$

III. Normalgleichung.

Hat man aus den vorstehenden Normalgleichungen die Unbekannten $k_a\; k_b\; k_c \ldots$ berechnet, so lassen sich durch Einsetzen dieser in die Korrektengleichungen die einzelnen v berechnen.

Ebenso wie früher hat man auch hier eine Probe für die richtige Berechnung der v. Wir bilden die Summe $[v\,v\,p]$ einmal aus den Korrelatengleichungen, dann nach der Formel:

$$[v\,v\,p] = w_a k_a + w_b k_b + w_c k_c + \ldots = [w\,k]\,.$$

Der Beweis wird dadurch geführt, daß wir jede Korrelatengleichung mit ihren v und p multiplizieren und die Gleichungen summieren. Dann ist:

$$[v\,v\,p] = [a\,v]\,k_a + [b\,v]\,k_b + [c\,v]\,k_c + \ldots$$

Nach § 2 soll aber $[a\,v] = w_a$ usw. sein. Es ist daher

$$[v\,v\,p] = w_a k_a + w_b k_b + w_c k_c = [w\,k]\,.$$

Abschnitt E.

I. Kapitel.

Aufgaben über vermittelnde Beobachtungen.

Nachdem wir in den vorigen Abschnitten uns mit der Theorie befaßt haben, wollen wir in diesem Kapitel dieselbe an Beispielen praktisch ausführen. Wir beschränken uns dabei auf die für den Landmesser am häufigsten vorkommenden Arbeiten.

§ 1. Stationsausgleichung für Winkelmessung (nach vermittelnden Beobachtungen aufzulösen).

Auf der Station P sind die Winkel 1—7 gleich genau gemessen. Welches sind die endgültigen Winkel?

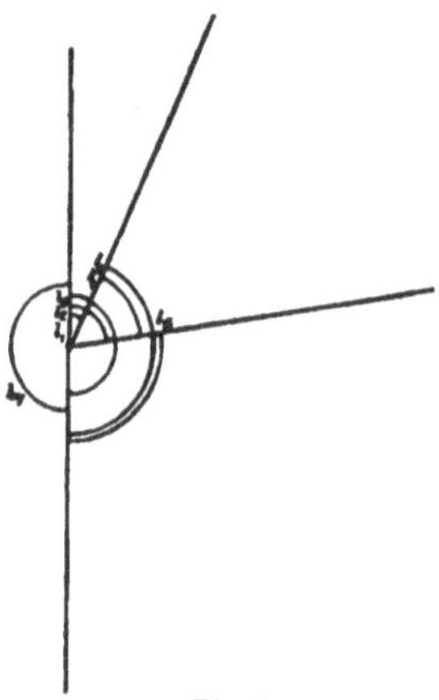

Fig. 3.

$$l_1 = 28^\circ 15' 18''$$
$$l_2 = 86^\circ 34' 20''$$
$$l_3 = 179^\circ 16' 43'' \qquad [l] = 776^\circ 52' 14''$$
$$l_4 = 58^\circ 19' 00''$$
$$l_5 = 151^\circ 01' 20''$$
$$l_6 = 92^\circ 42' 20''$$
$$l_7 = 180^\circ 43' 13''.$$

Es sei

$$l_1 + v_1 = x\,; \quad l_2 + v_2 = y\,;$$
$$l_3 + v_3 = z\,.$$

Da zur gegenseitigen Festlegung der Strahlen nur die drei ersten Winkel nötig waren, so geben uns die vier übrigen ein Mittel an die Hand, eine Ausgleichung vorzunehmen. Wir stellen zunächst die Verbesserungsgleichungen (1) auf:

$$
(1)\quad \left\{
\begin{array}{l}
l_1 + v_1 = x \\
l_2 + v_2 = y \qquad y \\
l_3 + v_3 = \qquad\qquad z \\
l_4 + v_4 = -x + y \\
l_5 + v_5 = -x + \qquad z \\
l_6 + v_6 = \qquad -y + z \\
l_7 + v_7 = \qquad\qquad -z + 360^{\circ} \\
\hline
[v] = -[l] - x + y + 2z + 360^{\circ} .
\end{array}
\right.
$$

Nun sei

$$
\begin{aligned}
x &= 28^{\circ}\,15'\,18'' + \delta\mathfrak{x} \\
y &= 86^{\circ}\,34'\,20'' + \delta\mathfrak{y} \\
z &= 179^{\circ}\,16'\,43'' + \delta\mathfrak{z} .
\end{aligned}
$$

Setzen wir diese Werte in die Gleichungen (1) ein, so erhalten wir die umgeformten Verbesserungsgleichungen (2):

$$
(2)\quad \left\{
\begin{array}{l}
v_1 = -28^{\circ}\,15'\,18'' + 28^{\circ}\,15'\,18'' + \delta\mathfrak{x} \\
v_2 = -86^{\circ}\,34'\,20'' + 86^{\circ}\,34'\,20'' + \delta\mathfrak{y} \\
v_3 = -179^{\circ}\,16'\,43'' + 179^{\circ}\,16'\,43'' + \delta\mathfrak{z} \\
v_4 = -58^{\circ}\,19'\,00'' - 28^{\circ}\,15'\,18'' - \delta\mathfrak{x} + 86^{\circ}\,34'\,20'' + \delta\mathfrak{y} \\
v_5 = -151^{\circ}\,01'\,20'' - 28^{\circ}\,15'\,18'' - \delta\mathfrak{x} + 179^{\circ}\,16'\,43'' + \delta\mathfrak{z} \\
v_6 = -92^{\circ}\,42'\,20'' - 86^{\circ}\,34'\,20'' - \delta\mathfrak{y} + 179^{\circ}\,16'\,43'' + \delta\mathfrak{z} \\
v_7 = -180^{\circ}\,43'\,13'' + 360^{\circ} - 179^{\circ}\,16'\,43'' - \delta\mathfrak{z} \\
\hline
[v] = -776^{\circ}\,52'\,18'' - 28^{\circ}\,15'\,18'' - \delta\mathfrak{x} + 86^{\circ}\,34'\,20'' + \delta\mathfrak{y} \\
\qquad + 358^{\circ}\,33'\,26'' + 2\delta\mathfrak{z} + 360^{\circ}
\end{array}
\right.
$$

$$
[v] = +14'' - \delta\mathfrak{x} + \delta\mathfrak{y} + 2\delta\mathfrak{z} .
$$

Lösen wir die Addition und Subtraktion in Gleichung (2) auf, so bekommen wir die Fehlergleichungen (3):

$$
(3)\quad \left\{
\begin{array}{l}
v_1 = 0 + \delta\mathfrak{x} \\
v_2 = 0 \qquad + \delta\mathfrak{y} \\
v_3 = 0 \qquad\qquad + \delta\mathfrak{z} \\
v_4 = +2 - \delta\mathfrak{x} + \delta\mathfrak{y} \\
v_5 = +5 - \delta\mathfrak{x} \qquad + \delta\mathfrak{z} \\
v_6 = +3 \qquad - \delta\mathfrak{y} + \delta\mathfrak{z} \\
v_7 = +4 \qquad\qquad - \delta\mathfrak{z} \\
\hline
[v] = +14 - \delta\mathfrak{x} + \delta\mathfrak{y} + 2\delta\mathfrak{z}
\end{array}
\right.
\quad \text{cfr. (Gleichung (2))}.
$$

Zur Aufstellung der Normalgleichungen bedienen wir uns folgenden Formulars.

Nr.	f	a	b	c	s	aa	ab	ac	as	bb	bc
1	0	+1	.	.	+1	1	.	.	+1	.	.
2	0	.	+1	.	+1	.	.	.	.	1	.
3	0	.	.	+1	+1	.	.	.	.	.	.
4	+2	−1	+1	.	0	.	−1	.	.	1	.
5	+5	−1	.	+1	0	1	.	−1	.	.	.
6	+3	.	−1	+1	0	1	.	.	.	1	−1
7	+4	.	.	−1	−1	.	.	.	.	.	.
	+14	−1	+1	+2	+2	3	−1	−1	+1	3	−1

bs	cc	cs	af	bf	cf	sf	v	vv	ff
.	.	.	.	.	.	.	+2,75	7,56	
+1	.	.	.	.	.	.	+1,25	1,56	
.	1	+1	.	.	.	.	0	0,0	
	.	.	−2	+2	.	.	+0,5	0,25	4
	1	.	−5	.	+5	.	+2,25	5,06	25
.	1	.	.	−3	+3	.	+1,75	3,06	9
.	1	+1	.	.	−4	−4	+4,0	16,00	16
+1	4	+2	−7	−1	+4	−4		33,49	54

Aus den unten aufgezeichneten Summen können wir die Normalgleichungen sofort ablesen:

$$3\delta\mathfrak{x} - 1\delta\mathfrak{y} - 1\delta\mathfrak{z} - 7 = 0$$

$$-1\delta\mathfrak{x} + 3\delta\mathfrak{y} - 1\delta\mathfrak{z} - 1 = 0$$

$$-1\delta\mathfrak{x} - 1\delta\mathfrak{y} + 4\delta\mathfrak{z} + 4 = 0$$

$$+1\delta\mathfrak{x} + 1\delta\mathfrak{y} + 2\delta\mathfrak{z} - 4 = 0 \quad \text{Summenprobe.}$$

Nun bilden wir die einmal reduzierten Normalgleichungen nach Abschnitt C, § 3 und erhalten:

$$(4)\quad \left\{\begin{array}{ll} +2\tfrac{2}{3}\,\delta\mathfrak{y} - 1\tfrac{1}{3}\,\delta\mathfrak{z} - \tfrac{10}{3} = 0 & \\ -1\tfrac{1}{3}\,\delta\mathfrak{y} + 3\tfrac{2}{3}\,\delta\mathfrak{z} + \tfrac{5}{3} = 0 & \text{einmal red. Normalgl.} \\ \hline +1\tfrac{1}{3}\,\delta\mathfrak{y} + 2\tfrac{1}{3}\,\delta\mathfrak{z} - \tfrac{5}{3} = 0 & \text{einmal red. Summengl.} \end{array}\right.$$

Da wir in diesen Gleichungen noch zwei Unbekannte haben, so reduzieren wir sie noch einmal:

$$(5)\quad \left\{\begin{array}{ll} \tfrac{18}{6}\,\delta\mathfrak{z} = 0 & \text{zweimal red. Normalgl.} \\ \tfrac{18}{6}\,\delta\mathfrak{z} = 0 & \text{zweimal red. Summengl.} \end{array}\right.$$

Daraus ergibt sich $\delta\mathfrak{z} = 0$.

Setzen wir diesen Wert in eine der Gleichungen (4) ein, so erhalten wir $\delta\mathfrak{y} = +1{,}25$.

Aus den Normalgleichungen berechnen wir nun endlich

$$\delta\mathfrak{x} = +2{,}75\,.$$

$$\text{I. Probe:}\quad \left\{\begin{array}{l} \Sigma = -\dfrac{[af]^2}{[aa]} - \dfrac{[bf_1]^2}{[bb_1]} - \dfrac{[cf_2]^2}{[cc_2]} \\ \quad = -\dfrac{49}{3} - \dfrac{100}{24} = -\dfrac{492}{24} = -20{,}5\,. \end{array}\right.$$

$$\text{II. Probe:}\quad \left\{\begin{array}{l} \Sigma = [af]\,\delta\mathfrak{x} + [bf]\,\delta\mathfrak{y} + [cf]\,\delta\mathfrak{z} \\ \quad = -7 \cdot 2{,}75 - 1 \cdot 1{,}25 = -20{,}5\,. \end{array}\right.$$

Aus den umgeformten Verbesserungsgleichungen (3) berechnen wir nun die einzelnen v, die wir in unsere Tabelle eintragen, wie auch die Quadrate derselben. Wir bekommen nun für die richtige Berechnung der v eine Probe insoweit, als

$$[vv] = [ff] + \Sigma$$

sein muß. Es ist:

$$33{,}49 = 54{,}0 - 20{,}5 = 33{,}50\,.$$

Unsere endgültigen Winkel lauten nun:

$$\begin{aligned} x &= 28^0\,15'\,18'' + 2{,}8'' = 28^0\,15'\,20{,}8'' \\ y &= 86^0\,34'\,20'' + 1{,}2'' = 86^0\,34'\,21{,}2'' \\ z &= 179^0\,16'\,43''\,. \end{aligned}$$

Zum Schluß machen wir noch die Hauptprobe, welche darin besteht, daß wir die v nochmals aus den ursprünglichen Verbesserungsgleichungen (2) bilden.

$$v_1 = 2{,}75 \qquad v_5 = 2{,}25$$
$$v_2 = 1{,}25 \qquad v_6 = 1{,}75$$
$$v_3 = 0{,}00 \qquad v_7 = 4{,}00$$
$$v_4 = 0{,}50$$

Also sind unsere Beobachtungen so zu verbessern:

$$l_1 = 28^0\,15'\,20{,}8'' \qquad l_5 = 151^0\,01'\,22{,}2''$$
$$l_2 = 86^0\,34'\,21{,}2'' \qquad l_6 = 92^0\,42'\,21{,}8''$$
$$l_3 = 179^0\,16'\,43'' \qquad l_7 = 180^0\,43'\,17''$$
$$l_4 = 58^0\,19'\,0{,}5''.$$

Der mittlere Fehler einer Winkelmessung ist:

$$m^2 = \frac{33{,}49}{7-3} = 8{,}37\,; \qquad m = \pm 2{,}9''.$$

Stationsausgleichung für unvollständige Richtungsmessungen.

Auf der Station P sind die Richtungen nach den drei Punkten A, B, C in acht unvollständigen Sätzen gemessen. Wie gestaltet sich die Ausgleichung, wenn die Beobachtungen folgende waren:

Satz	Punkt A	Punkt B	Punkt C
	0° 0′ 00″	24° 16′ 30″	163° 15′ 20″
I	00″	15,4″	6,5″
II	00″	10,8″	.
III	.	16,3″	13,2″
IV	.	22,4″	8,3″
V	.	18,5″	5,4″
VI	00″	.	17,6″
VII	00″	.	9,8″
VIII	00″	.	10,5″

Wir reduzieren unsere Messung auf eine Anfangsrichtung. Bezeichnet dann 0_z = Orientierungsunbekannte den Abstand des Nullpunktes von der Anfangsrichtung, so lauten die Fehlergleichungen für jeden Satz:

$$l_i + v_i = 0_z .$$

I. Satz:

a)
$$\begin{aligned} v_1 &= 0{,}0 + \omega_1 \\ v_2 &= -15{,}4 + \omega_1 + \delta\mathfrak{x} \\ v_3 &= -6{,}5 + \omega_1 + \delta\mathfrak{y} \\ \hline 0_{z_1} &= -\frac{21{,}9}{3} = -7{,}3 \end{aligned}$$

b)

	Gew.
$v_1 = +7{,}3 + \omega_1$	1
$v_2 = -8{,}1 + \omega_1 + \delta\mathfrak{x}$	1
$v_3 = +0{,}8 + \omega_1 + \delta\mathfrak{y}$	1
$[v] = 0 + 3\omega_1 + \delta\mathfrak{x} + \delta\mathfrak{y}$	3

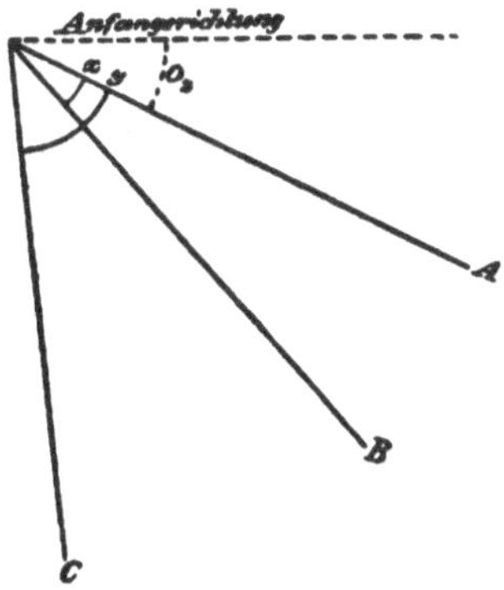

Fig. 4

Um die Unbekannte ω fortzuschaffen, multiplizieren wir die Gleichung für $[v]$ mit $-\frac{1}{3}$ und erhalten:

$$[v] = 0 - \omega_1 - \tfrac{1}{3}\delta\mathfrak{x} - \tfrac{1}{3}\delta\mathfrak{y} .$$

Addieren wir diese zur 2. Gleichung in (b), so ist:

$$[a\,v] = -8{,}1 + \tfrac{2}{3}\delta\mathfrak{x} - \tfrac{1}{3}\delta\mathfrak{y} .$$

Ebenso zur 3. Gleichung in (b) addiert ergibt:

$$[b\,v] = +0{,}8 - \tfrac{1}{3}\delta\mathfrak{x} + \tfrac{2}{3}\delta\mathfrak{y} .$$

II. Satz:

$$\begin{aligned} v_4 &= 0{,}0 + \omega_2 \\ v_5 &= -10{,}8 + \omega_2 + \delta\mathfrak{x} \\ v_6 &= \ldots\ldots\ldots \\ \hline 0_{z_2} &= -\frac{10{,}8}{2} = -5{,}4 \end{aligned}$$

	Gew.
$v_4 = +5{,}4 + \omega_2$	1
$v_5 = -5{,}4 + \omega_2 + \delta\mathfrak{x}$	1
$[v] = 0 + 2\omega_2 + \delta\mathfrak{x}$	2

$$\begin{aligned} [v] &= 0 - \omega_2 - \tfrac{1}{2}\delta\mathfrak{x} \\ [a\,v] &= -5{,}4 \qquad + \tfrac{1}{2}\delta\mathfrak{x} . \end{aligned}$$

Ebenso werden die Gleichungen für die anderen Sätze aufgestellt. Stellen wir die einzelnen Gleichungen zusammen, so erhalten wir

	s
$v_1 = \quad -8{,}1 + \frac{2}{3}\,\delta\mathfrak{x} - \frac{1}{3}\,\delta\mathfrak{y}$	$\frac{1}{3}$
$v_2 = \quad +0{,}8 - \frac{1}{3}\,\delta\mathfrak{x} + \frac{2}{3}\,\delta\mathfrak{y}$	$\frac{1}{3}$
$v_3 = \quad -5{,}4 + \frac{1}{2}\,\delta\mathfrak{x}$	$\frac{1}{2}$
$v_4 = \quad -6{,}5 + \frac{2}{3}\,\delta\mathfrak{x} - \frac{1}{3}\,\delta\mathfrak{y}$	$\frac{1}{3}$
$v_5 = \quad -3{,}4 - \frac{1}{3}\,\delta\mathfrak{x} + \frac{2}{3}\,\delta\mathfrak{y}$	$\frac{1}{3}$
$v_6 = -12{,}2 + \frac{2}{3}\,\delta\mathfrak{x} - \frac{1}{3}\,\delta\mathfrak{y}$	$\frac{1}{3}$
$v_7 = \quad +1{,}9 - \frac{1}{3}\,\delta\mathfrak{x} + \frac{2}{3}\,\delta\mathfrak{y}$	$\frac{1}{3}$
$v_8 = -10{,}5 + \frac{2}{3}\,\delta\mathfrak{x} - \frac{1}{3}\,\delta\mathfrak{y}$	$\frac{1}{3}$
$v_9 = \quad +2{,}6 - \frac{1}{3}\,\delta\mathfrak{x} + \frac{2}{3}\,\delta\mathfrak{y}$	$\frac{1}{3}$
$v_{10} = \quad -8{,}8 \qquad + \frac{1}{2}\,\delta\mathfrak{y}$	$\frac{1}{2}$
$v_{11} = \quad -4{,}9 \qquad + \frac{1}{2}\,\delta\mathfrak{y}$	$\frac{1}{2}$
$v_{12} = \quad -5{,}2 \qquad + \frac{1}{2}\,\delta\mathfrak{y}$	$\frac{1}{2}$

Die Aufstellung der Normalgleichungen erfolgt wie bei der vorigen Aufgabe. Sie lauten:

$$2{,}45\,\delta\mathfrak{x} - 1{,}77\,\delta\mathfrak{y} - 28{,}1 = 0$$
$$-1{,}77\,\delta\mathfrak{x} + 2{,}95\,\delta\mathfrak{y} + 4{,}2 = 0$$
$$\overline{+0{,}68\,\delta\mathfrak{x} + 1{,}18\,\delta\mathfrak{y} - 23{,}9 = 0\,.}$$

Die Summenprobe $[a\,s]\,\delta\mathfrak{x} + [b\,s]\,\delta\mathfrak{y} + [f\,s] = 0$ ergab:

$$+0{,}68\,\delta\mathfrak{x} + 1{,}18\,\delta\mathfrak{y} - 23{,}9 = 0\,.$$

Die einmal reduzierten Normalgleichungen ergeben:

$$+1{,}66\,\delta\mathfrak{y} - 16{,}1 = 0$$
$$+1{,}67\,\delta\mathfrak{y} - 16{,}1 = 0\,.$$

Daraus ist $\delta\mathfrak{y} = +9{,}7$. Dieser Wert in die erste Normalgleichung eingesetzt ergibt $\delta\mathfrak{x} = +18{,}4$. Zur Probe setzen wir diese Werte in die erste Summengleichung; es ergibt sich: $23{,}958 - 23{,}9 = 0$.

Die Σ-Probe ergab beidemal für Σ 478,3 und 478,4.

Nun können wir die einzelnen v berechnen und den mittleren Fehler einer Richtung herleiten nach der Formel:

$$m = \pm \sqrt{\frac{[v\,v]}{R - r - (n-1)}},$$

wo R die Anzahl der gemessenen Richtungen,
r „ „ „ Sätze,
n „ „ „ avisierten Punkte
bedeutet.

§ 2. Ausgleichung eines Rückwärtseinschnittes.

Es ist:

$$(1) \quad \begin{cases} \alpha_1 + v_1 = \nu_1 - o_z = \varrho \cdot \operatorname{arc\,tg} \dfrac{y_1 - y}{x_1 - x} - o_z \\[2ex] \alpha_2 + v_2 = \nu_2 - o_z = \varrho \; \operatorname{arc\,tg} \dfrac{y_2 - y}{x_2 - x} - o_z \end{cases}$$

usw.

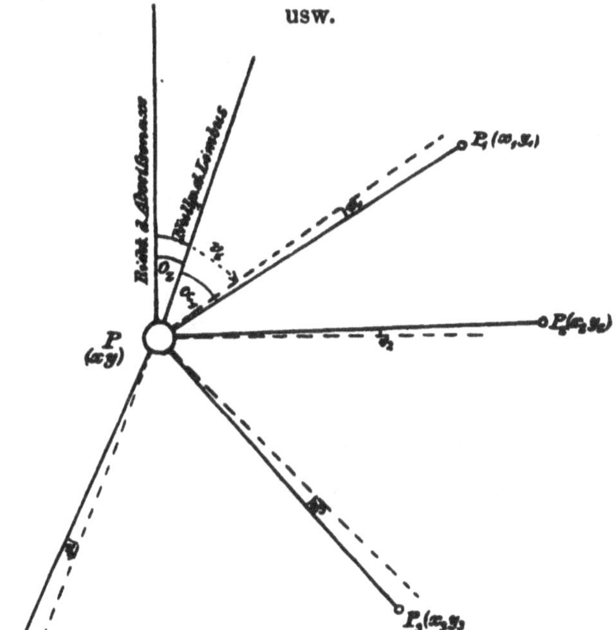

Fig. 5.

Führen wir für x, y und o_s Näherungswerte ein, so lauten vorstehende Gleichungen allgemein:

$$(2) \quad \alpha_i + v_i = \varrho \operatorname{arc\,tg} \frac{y_i - \mathfrak{y}}{x_i - \mathfrak{x}} - \mathfrak{o} + \varrho \frac{\partial \operatorname{arc\,tg}}{\partial x} \partial \mathfrak{x} + \varrho \frac{\partial \operatorname{arc\,tg}}{\partial y} \partial \mathfrak{y} - \partial \mathfrak{o} .$$

Da $\nu_i = \operatorname{arc\,tg} \frac{y_i - \mathfrak{y}}{x_i - \mathfrak{x}} \varrho$ nur für den vorläufigen Punkt P berechnet werden kann, also noch nicht fehlerfrei ist, so wollen wir diesen Ausdruck mit $\mathfrak{n}_i$ bezeichnen, während wir die Differentialquotienten mit a_i und b_i bezeichnen wollen. Es ist dann:

$$(3) \qquad v_i = -\alpha_i - \mathfrak{o} + \mathfrak{n}_i + a_i \delta \mathfrak{x} + b_i \delta \mathfrak{y} - \mathfrak{b} \mathfrak{o} .$$

Ist nun $-\mathfrak{o} + \mathfrak{n}_i = +\mathfrak{w}_i$, so geht diese Gleichung über in

$$(4) \qquad v_i = -\alpha_i + \mathfrak{w}_i + a_i \delta \mathfrak{x} + b_i \delta \mathfrak{y} - \mathfrak{b} \mathfrak{o} .$$

Bezeichnen wir endlich noch in Übereinstimmung mit der Katasteranweisung $-\alpha_i + \mathfrak{w}_i$ mit f_i, so haben wir die Fehlergleichung wieder auf die allgemeine Form gebracht mit:

$$(5) \qquad v_i = f_i + a_i \delta \mathfrak{x} + b_i \delta \mathfrak{y} - \mathfrak{b} \mathfrak{o} .$$

Wie berechnen wir die Koeffizienten a und b?
Es ist:

$$(6) \quad \begin{cases} a_i = \varrho \dfrac{\partial \operatorname{arc\,tg} \dfrac{y_i - \mathfrak{y}}{x_i - \mathfrak{x}}}{\partial x} = \varrho \dfrac{1}{1 + \left(\dfrac{y_i - \mathfrak{y}}{x_i - \mathfrak{x}}\right)^2} \cdot \dfrac{1\,(y_i - \mathfrak{y})}{(x_i - \mathfrak{x})^2} \\[2ex] \quad = \varrho \dfrac{y_i - \mathfrak{y}}{(x_i - \mathfrak{x})^2 + (y_i - \mathfrak{y})^2} . \end{cases}$$

$(x_i - \mathfrak{x})^2 + (y_i - \mathfrak{y})^2$ bezeichnet aber die Summe der Quadrate über den beiden Katheten, ist also gleich dem Quadrate über der Hypotenuse, die uns die Entfernung des Punktes P von einem der Festpunkte darstellt. Wir wollen den Ausdruck $= S^2$ setzen. Dann geht die Formel (6) über in

$$(7) \qquad a_i = \varrho \frac{y_i - \mathfrak{y}}{S^2} ,$$

$$(8)\quad \begin{cases} b_i = \varrho \left(\dfrac{\partial \operatorname{arc\,tg} \dfrac{y_i - \mathfrak{y}}{x_i - \mathfrak{x}}}{\partial y} \right) = \dfrac{-1\,(x_i - \mathfrak{x})}{1 + \left(\dfrac{y_i - \mathfrak{y}}{x_i - \mathfrak{x}}\right)^2 (x_i - \mathfrak{x})^2} \\ \quad = \varrho \dfrac{-(x_i - \mathfrak{x})}{(x_i - \mathfrak{x})^2 + (y_i - \mathfrak{y})^2} \end{cases}$$

oder

$$(9)\qquad b_i = \varrho \frac{-(x_i - \mathfrak{x})}{S^2}\,.$$

Die Formeln (7) und (9) könnten zur Berechnung von a und b dienen; indessen haben wir für diese Form keine naheliegende Kontrolle. Da wir den Neigungswinkel $\mathfrak{n}$ doch berechnen müssen, so lassen sich mit diesem noch Ausdrücke für a und b darstellen, die den Vorzug der größeren Bequemlichkeit und einer besseren Kontrolle haben. Es ist

$$(10)\qquad S_i = \frac{y_i - \mathfrak{y}}{\sin \mathfrak{n}_i} = \frac{x_i - \mathfrak{x}}{\cos \mathfrak{n}_i}\,,$$

und wir erhalten durch Einsetzen in die Formeln (7) und (9)

$$(11)\qquad a_i = \frac{\sin \mathfrak{n}_i}{S_i}\,\varrho\,,$$

$$(11\text{a})\qquad b_i = -\frac{\cos \mathfrak{n}_i}{S_i}\,\varrho\,.$$

Führen wir in diese Gleichungen den Wert für S_i wieder ein, so ist

$$(12)\qquad a_i = \frac{\sin^2 \mathfrak{n}_i}{y_i - \mathfrak{y}}\,\varrho\,,$$

$$(12\text{a})\qquad b_i = -\frac{\cos^2 \mathfrak{n}_i}{x_i - \mathfrak{x}}\,\varrho\,,$$

oder:

$$(13)\qquad a_i = \frac{\sin \mathfrak{n}_i \cdot \cos \mathfrak{n}_i}{x_i - \mathfrak{x}}\,\varrho\,,$$

$$(13\text{a})\qquad b_i = \frac{-\sin \mathfrak{n}_i \cos \mathfrak{n}_i}{y_i - \mathfrak{y}}\,.$$

Diese Formeln lassen sich vereinfachen in:

$$a_i = \frac{\sin(2\,\mathfrak{n}_i)}{x_i - \mathfrak{x}}\,\frac{\varrho}{2}, \tag{14}$$

$$b_i = -\frac{\sin(2\,\mathfrak{n}_i)}{y_i - \mathfrak{y}}\,\frac{\varrho}{2}. \tag{14a}$$

Die Formeln (14) und (14a) verdienen den Vorzug, da wir den Zähler nur einmal aufzuschlagen haben. Wir berechnen die Richtungskoeffizienten am besten nach den Formeln (12) und (12a) und zur Probe nach (14) und (14a). Indessen lassen sich noch andere Proben finden, z. B.

$$\frac{a_i}{b_i} = \operatorname{tg}\mathfrak{n}_i, \tag{15}$$

und da wir $\mathfrak{n}_i$ zur Probe auch zweimal machen müssen, so ist eine weitere Probe

$$\frac{b_i - a_i}{b_i + a_i} = \operatorname{tg}(\mathfrak{n}_i + 45^0). \tag{15a}$$

Als Regel für das Vorzeichen von a und b kann man sich merken:

a hat stets gleiches Vorzeichen mit $y_i - \mathfrak{y}$,
b „ „ umgekehrtes „ „ $x_i - \mathfrak{x}$.

In unseren Verbesserungsgleichungen (5) haben wir noch eine Unbekannte $\delta\mathfrak{o}$, die sich für die Rechnung unbequem erweist; wir schaffen sie deshalb fort.

$$(16)\quad \left\{\begin{array}{l} v_1 = f_1 + a_1\,\delta\mathfrak{x} + b_1\,\delta\mathfrak{y} - \delta\mathfrak{o} \\ v_2 = f_2 + a_2\,\delta\mathfrak{x} + b_2\,\delta\mathfrak{y} - \delta\mathfrak{o} \\ \qquad\text{usw.} \\ \hline [v] = [f] + [a]\,\delta\mathfrak{x} + [b]\,\delta\mathfrak{y} - n\cdot\delta\mathfrak{o}. \end{array}\right.$$

Daraus ist:

$$\delta\mathfrak{o} = \frac{[f]}{n} + \frac{[a]}{n}\,\delta\mathfrak{x} + \frac{[b]}{n}\,\delta\mathfrak{y}. \tag{16a}$$

Setzen wir diesen Wert in die vorstehenden Gleichungen ein, so erhalten wir die reduzierten Verbesserungsgleichungen

$$(17)\quad \left\{\; v_1 = \underbrace{f_1 - \frac{[f]}{n}}_{f_1'} + \underbrace{\left(a_1 - \frac{[a]}{n}\right)}_{a_1'}\delta\mathfrak{x} + \underbrace{\left(b_1 - \frac{[b]}{n}\right)}_{b_1'}\delta\mathfrak{y}\right.$$

oder allgemein

(18) $$v_i = f_i' + a_i' \delta\mathfrak{x} + b_i' \delta\mathfrak{y}\,.$$

Eine Probe für die Berechnung von f', a' und b' haben wir dadurch, daß $[f'] = 0$, $[a'] = 0$, $[b'] = 0$ sein muß.

Aus diesen Gleichungen (18) leiten wir dann die Normalgleichungen her:

(19) $$\begin{cases} o = [a'a']\,\delta\mathfrak{x} + [a'b']\,\delta\mathfrak{y} + [a'f']\,, \\ o = [a'b']\,\delta\mathfrak{x} + [b'b']\,\delta\mathfrak{y} + [b'f']\,. \end{cases}$$

Haben wir aus diesen Gleichungen $\delta\mathfrak{x}$ und $\delta\mathfrak{y}$ berechnet, so können wir die endgültigen Koordinaten für den Neupunkt herleiten aus:

$$x = \mathfrak{x} + \delta\mathfrak{x}\,, \quad y = \mathfrak{y} + \delta\mathfrak{y}\,.$$

Nachdem wir dann die Verbesserungen aus den reduzierten Verbesserungsgleichungen gebildet haben, berechnen wir

$$[v\,v] \text{ mit Probe: } [v\,v] = [f'f'] + \Sigma\,.$$

Dann berechnen wir die endgültigen Azimute:

$$\operatorname{tg} \nu_i = \frac{y_i - y}{x_i - x}$$

und bilden nach (16a) $\delta\mathfrak{o}$ und $o_s = \mathfrak{o} + \delta\mathfrak{o}$.

Zum Schluß berechnen wir die v noch einmal aus den Gleichungen (1)

$$v_i = \nu_i - o_s - \alpha_i$$

und vergleichen sie mit den früher gefundenen.

Den Gang der Rechnung wollen wir uns an folgendem Beispiel klarmachen.

Der Neupunkt N ist von folgenden Festpunkten aus rückwärts eingeschnitten:

		Gemessene Richtungen:
$A: y = +2576{,}849$	$x = -17621{,}093$	$0^\circ 00' 00''$
$B: y = -2435{,}857$	$x = -19851{,}268$	$12^\circ 09' 20{,}2''$
$C: y = +1207{,}012$	$x = -19408{,}964$	$12^\circ 29' 45{,}2''$
$D: y = -1841{,}313$	$x = -28234{,}476$	$92^\circ 03' 36{,}4''$
$E: y = -8587{,}758$	$x = -17903{,}756$	$227^\circ 26' \;0{,}6''$.

Die Näherungskoordinaten von N sind berechnet zu:

$$\mathfrak{y} = -4409{,}935 \quad \mathfrak{x} + -20109{,}272\,.$$

Welches sind die endgültigen Koordinaten für N?

1. Wir berechnen zunächst die vorläufigen Azimute $\mathfrak{n}$ nach den Formeln:

$$\operatorname{tg} \mathfrak{n}_i = \frac{y_i - \mathfrak{y}}{x_i - \mathfrak{x}}$$

und zur Probe:

$$\operatorname{tg}(\mathfrak{n}_i + 45^0) = \frac{(y_i + x_i) - (\mathfrak{y} + \mathfrak{x})}{-(y_i - x_i) + (\mathfrak{y} - \mathfrak{x})}$$

und erhalten:

$$\mathfrak{n}_1 = 70^0\,23'\,52{,}2''; \qquad \mathfrak{n}_1 + 45^0 = 115^0\,23'\,52{,}1''$$

$$\mathfrak{n}_2 = 82^0\,33'\,13{,}9''; \qquad \mathfrak{n}_2 + 45^0 = 127^0\,33'\,14{,}0''$$

$$\mathfrak{n}_3 = 82^0\,53'\,35{,}4''; \qquad \mathfrak{n}_3 + 45^0 = 127^0\,53'\,35{,}4''$$

$$\mathfrak{n}_4 = 162^0\,27'\,24{,}1''; \qquad \mathfrak{n}_4 + 45^0 = 207^0\,27'\,24{,}0''$$

$$\mathfrak{n}_5 = 297^0\,49'\,48{,}0''; \qquad \mathfrak{n}_5 + 45^0 = 342^0\,49'\,48{,}0''$$

a	$a' = a - \frac{[a]}{n}$	b	$b' = b - \frac{[b]}{n}$	α
+26,2	−0,6	−9,3	−4,4	0° 00′ 00″
+102,7	+75,9	−13,4	−8,5	12° 09′ 20,2″
+36,2	+9,4	−4,5	+0,4	12° 29′ 45,2″
+7,3	−19,5	+23,1	+28,0	92° 03′ 36,4″
−38,6	−65,4	−20,4	−15,5	227° 26′ 0,6″
$[a] = 133{,}8$	−85,5	$[b] = -25{,}5$	−28,4	
$\frac{[a]}{n} = 26{,}8$	+85,3	$\frac{[b]}{n} = -4{,}9$	+28,4	

2. Weiter berechnen wir die Richtungskoeffizienten a und b, einmal nach:

$$a_i = \frac{\sin^2 \mathfrak{n}_i}{y_i - \mathfrak{y}} \varrho \, ; \qquad b_i = - \frac{\cos^2 \mathfrak{n}_i}{x_i - \mathfrak{x}} \varrho \, .$$

Probe:

$$2a = 2\varrho \frac{\sin \mathfrak{n}_i \cdot \cos \mathfrak{n}_i}{x_i - \mathfrak{x}} \, ;$$

$$2b = \frac{\sin \mathfrak{n}_i \cdot \cos \mathfrak{n}_i}{y_i - \mathfrak{y}} \, .$$

$a_1 = +26{,}2$; $2a_1 = +52{,}5$; $b_1 = -9{,}3$; $2b_1 = -18{,}5$

$a_2 = +102{,}7$; $2a_2 = +205{,}8$; $b_2 = -13{,}4$; $2b_2 = -27{,}0$

$a_3 = +36{,}2$; $2a_3 = +72{,}5$; $b_3 = -4{,}5$; $2b_3 = -9{,}0$

$a_4 = +7{,}3$; $2a_4 = +15{,}0$; $b_4 = +23{,}1$; $2b_4 = +46{,}3$

$a_5 = -38{,}6$; $2a_5 = -77{,}0$; $b_5 = -20{,}4$; $2b_5 = -40{,}8$

3. Stellen wir uns alle Resultate in einer Tabelle zusammen, so erhalten wir folgendes:

$\mathfrak{n}$	$\mathfrak{w} = \mathfrak{n} - \mathfrak{o}$	$f = \mathfrak{w} - \alpha$	$f' = f - \frac{[f]}{n}$
70° 23′ 52,2″	0° 00′ 00″	0,0	+2,0
82° 33′ 13,9″	12° 09′ 21,7″	+1,5	+3,5
82° 53′ 35,4″	12° 29′ 43,2″	−2,0	0,0
162° 27′ 24,1″	92° 03′ 31,9″	−4,5	−2,5
297° 49′ 48,0″	227° 25′ 55,8″	−4,8	−2,8
		$[f] = -9{,}8$	−5,3
		$\frac{[f]}{n} = -2$	+5,5

4. Bildung der

a'	b'	s'	f'	$a'a'$	$a'b'$	$a's'$
−0,6	−4,4	−5,0	+2,0	0,36	+2,64	+3,0
+75,9	−8,5	+67,4	+3,5	5760,81	−645,15	+5115,66
+9,4	+0,4	+9,8	0,0	88,36	+3,76	+92,12
−19,5	+28,0	+8,5	−2,5	380,25	−546,0	−165,75
−65,4	−15,5	−80,9	−2,8	4277,16	+1013,70	+5290,86
+85,3	+28,4	+85,7		10506,94	−171,05	10335,89
−85,5	−28,4	−85,9				

Danach lauten die Normalgleichungen:

$$10506{,}94\,\delta\mathfrak{x} - 171{,}05\,\delta\mathfrak{y} + 496{,}32 = 0$$
$$-171{,}05\,\delta\mathfrak{x} + 1116{,}02\,\delta\mathfrak{y} - 65{,}15 = 0$$
$$\overline{10335{,}89\,\delta\mathfrak{x} + 944{,}97\,\delta\mathfrak{y} + 431{,}17 = 0\,.}$$

Die einmal reduzierten Normalgleichungen sind:

$$+1113{,}22\,\delta\mathfrak{y} - 57{,}07 = 0$$
$$+1112{,}59\,\delta\mathfrak{y} - 57{,}62 = 0$$
$$\delta\mathfrak{y} - +0{,}05\,.$$

Danach ist dann

$$\delta\mathfrak{x} = -0{,}05\,.$$

Eine Probe gewinnt man durch Einsetzen von $\delta\mathfrak{x}$ und $\delta\mathfrak{y}$ in die Summengleichung. Ferner ist nach:

$$[a'f']\,\delta\mathfrak{x} + [b'f']\,\delta\mathfrak{y} = -28{,}0 = -\frac{[a'f']^2}{[a'a']} - \frac{[b'f_1']^2}{[b'b_1']} = -27{,}0 = \Sigma\,.$$

Nun können wir die endgültigen Koordinaten für den Neupunkt bestimmen. Es ist:

$$y = -\ 4409{,}935 + 0{,}05 = -\ 4409{,}885$$
$$x = -20109{,}272 - 0{,}05 = -20109{,}322\,.$$

Normalgleichungen:

$a'f'$	$b'b'$	$b's'$	$b'f'$	$f'f'$	$f's'$
−1,20	19,36	+22,0	−8,8	4,0	−10,00
+265,65	72,25	−572,9	−29,75	12,25	+235,90
—	0,16	+3,29	—	—	—
+48,75	784,00	+238,0	−70,00	6,25	−21,25
+183,12	240,25	+1253,95	+43,40	7,84	+226,52
+496,32	+1116,02	+944,97	−65,15	30,34	+431,17

Die einzelnen v berechnen wir nach den Gleichungen

$$v_i = f_i' + a_i' \delta \mathfrak{x} + b_i' \delta \mathfrak{y} .$$

			v	vv	$f'f'$
1. $f_i' =$ +2,0	$a_i'\delta\mathfrak{x} =$ −0,03	$b_i'\delta\mathfrak{y}$ −0,22	+1,75	3,06	4,0
2. +3,5	−3,79	−0,42	−0,71	0,50	12,25
3. 0,0	−0,47	−0,02	−0,49	0,24	0,00
4. −2,5	+0,97	+1,40	−0,13	0,01	6,25
5. −2,8	+3,27	−0,77	−0,30	0,09	7,84
−5,3	+4,24	+1,40	+1,75	3,90	30,34
+5,5	−4,29	−1,43	−1,63		

Probe:

$$[v\,v] = [f'f'] + \Sigma ;$$

$$3{,}90 = 30{,}34 - 27{,}0 = 3{,}34 .$$

Der weitere Gang der Rechnung, welchen der Leser selbst durchführen möge, ist aus dem Vorhergehenden ersichtlich. Wir wollen jetzt nur noch die mittleren Fehler berechnen.

Der mittlere Fehler der einzelnen Richtungsmessung ist:

$$m^2 = \frac{[v\,v]}{n-q} = \frac{3{,}90}{5-3} = 1{,}95$$

$$m = \pm 1{,}4'' .$$

Der mittlere Fehler der Koordinaten ist, wenn (n. § 5 Abschn. C)

$$Q_{11} = \frac{[b\,b]}{[a\,a]\,[b\,b] - [a\,b]\,[a\,b]} \quad \text{und} \quad Q_{22} = \frac{[a\,a]}{[a\,a]\,[b\,b] - [a\,b]\,[a\,b]}$$

ist,

$$m_x = \pm m\sqrt{Q_{11}} = \pm 1{,}4\sqrt{0{,}00009571} = \pm 0{,}014$$

$$m_y = \pm m\sqrt{Q_{22}} = \pm 1{,}4\sqrt{0{,}0008824} = \pm 0{,}043 .$$

Folglich sind die endgültigen Koordinaten für den Neupunkt N:

$$y = -\ 4409{,}885 \pm 0{,}043$$

$$x = -20109{,}322 \pm 0{,}014 .$$

§ 3. Ausgleichung eines Vorwärtsabschnittes.

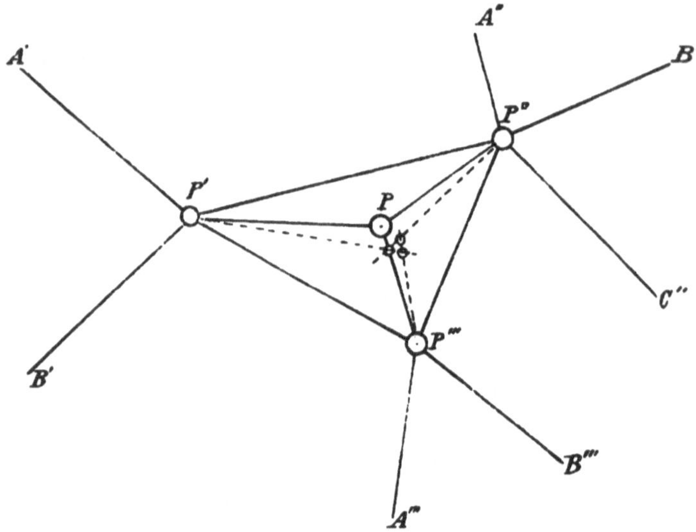

Fig. 6.

Die Aufgabe des Vorwärtsabschnittes verlangt, daß sich die sämtlichen Strahlen von den Standpunkten in dem Neupunkte schneiden. Dies ist jedoch wegen der fehlerhaften Winkelmessung selten der Fall, vielmehr schneiden sich die Strahlen in verschiedenen Punkten. Da wir verschiedene Standpunkte haben, so müssen wir für jeden einzelnen auch die Fehlergleichungen aufstellen. Wir wollen uns im folgenden auf die Durchführung der Rechnung für einen Punkt beschränken, analog diesem dann die Gleichungen für die anderen Punkte aufstellen.

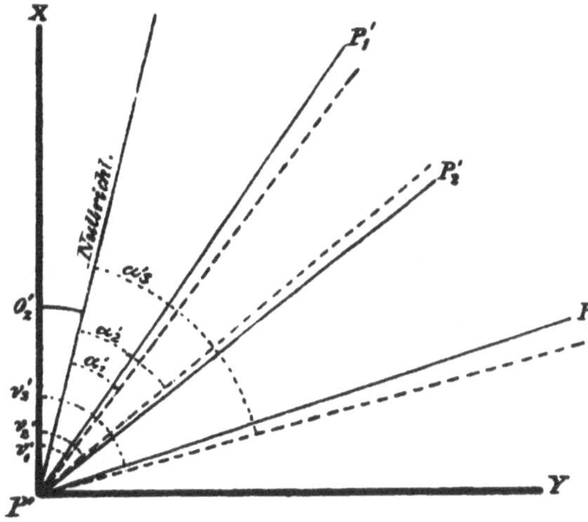

Fig. 7.

Es mögen

$$P' \; P'' \; P''' \text{ die Standpunkte,}$$

$$P_1' P_2' \dots P_1'' P_2'' \dots P_1''' P_2''' \dots \text{ die anvisierten Festpunkte}$$

und

$$P(x\,y) \text{ den Neupunkt}$$

bezeichnen. Und zwar sei

$$x = \mathfrak{x} + \delta\mathfrak{x}$$
$$y = \mathfrak{y} + \delta\mathfrak{y}\,.$$

Wir erhalten also für den Standpunkt P' folgende Fehlergleichungen:

$$(1)\quad \begin{cases} \left.\begin{aligned} \alpha_1' + \mathfrak{v}_1' &= \nu_1' - o_z' \\ \alpha_2' + \mathfrak{v}_2' &= \nu_2' - o_z' \end{aligned}\right\} \text{Gleichungen für } n \text{ Festpunkte,} \\ \quad \cdot\;\cdot\;\cdot\;\cdot\;\cdot\;\cdot\;\cdot\;\cdot \\ \alpha' + \mathfrak{v}' = \nu' - o_z' \text{ Gleichung für den Neupunkt.} \end{cases}$$

Solcher Gleichungen haben wir für $P'(n'+1)$. Ebenso für die Standpunkte $P''P'''\ldots$

Aus diesen Gleichungen ist:

$$(2)\quad \begin{cases} \mathfrak{v}_1' = \nu_1' - \alpha_1' - o_z' \\ \mathfrak{v}_2' = \nu_2' - \alpha_2' - o_z' \\ \cdot\;\cdot\;\cdot\;\cdot\;\cdot\;\cdot\;\cdot\;\cdot \\ \mathfrak{v}' = \nu' - \alpha' - o_z' . \end{cases}$$

Für o_z' suchen wir bekannte Größen und zerlegen es zunächst in

$$(3)\quad o_z' = \mathfrak{o}' + \delta\mathfrak{o}' .$$

Es ist aber

$$(4)\quad \mathfrak{o}' = \frac{(\nu_1' - \alpha_1') + (\nu_2' - \alpha_2') + (\nu_3' - \alpha_3') + \ldots}{n'} \,.$$

oder

$$(5)\quad \mathfrak{o}' = \frac{[\nu_i' - \alpha_i']_1^{n'}}{n'} ,$$

also gleich dem arithmetischen Mittel.

Setzen wir nun Gleichung (3) in (2) ein, so werden diese Gleichungen:

$$(6)\quad \begin{cases} \mathfrak{v}_1' = \nu_1' - \alpha_1' - \mathfrak{o}' - \delta\mathfrak{o}' \\ \mathfrak{v}_2' = \nu_2' - \alpha_2' - \mathfrak{o}' - \delta\mathfrak{o}' \\ \cdot\;\cdot\;\cdot\;\cdot\;\cdot\;\cdot\;\cdot\;\cdot\;\cdot\;\cdot \\ \mathfrak{v}' = \nu' - \alpha' - \mathfrak{o}' - \delta\mathfrak{o}'. \end{cases}$$

Auch hier haben wir $n' + 1$ Gleichungen.

Setzen wir jetzt zur Abkürzung

$$(7)\quad \begin{cases} \alpha_1' + \mathfrak{o}' = \varphi_1' \\ \alpha_2' + \mathfrak{o}' = \varphi_2' \\ \cdot\;\cdot\;\cdot\;\cdot\;\cdot \\ \alpha' + \mathfrak{o}' = \varphi' \text{ und bilden zur Probe die Summe} \\ \hline [\alpha']_1^{n'+1} + (n'+1)\mathfrak{o}' = [\varphi']_1^{n'+1} , \end{cases}$$

so gehen nach Einsetzung dieser Größen in Gleichung (6) diese über in:

$$(8\text{a})\qquad \left.\begin{array}{l} \mathfrak{v}'_1 = \nu'_1 - \varphi'_1 - \delta'\mathfrak{o} \\ \mathfrak{v}'_2 = \nu'_2 - \varphi'_2 - \delta'\mathfrak{o} \\ \cdot\;\cdot\;\cdot\;\cdot\;\cdot\;\cdot\;\cdot\;\cdot\;\cdot \\ \mathfrak{v}' = \nu' - \varphi' - \delta'\mathfrak{o} \end{array}\right\} n' + 1 \text{ Gleichungen.}$$

Wir wollen nun ν' durch die Koordinaten ausdrücken. Zu diesem Zwecke addieren wir zu ν' und also auch zu $\varphi \pm 180^0$, um den Richtungswinkel vom Neupunkte zum Festpunkte zu haben. Mithin wird die Gleichung (8a) sich ändern in:

$$(8\text{b})\qquad \mathfrak{v}' = (\nu' \pm 180^0) - (\varphi' \pm 180^0) - \delta'\mathfrak{o}\,.$$

Es ist nun

$$(9)\qquad \operatorname{tg}(\nu' \pm 180^0) = \frac{y' - y}{x' - x}\,.$$

Nun setzen wir für x und y die Näherungswerte ein:

$$(10)\qquad \left\{\begin{aligned} \operatorname{arc}\operatorname{tg}(\nu' \pm 180^0) &= \varrho \operatorname{arc}\operatorname{tg}\frac{y' - (\mathfrak{y} + \delta\mathfrak{y})}{x' - (\mathfrak{x} + \delta\mathfrak{x})} \\ &= \varrho \operatorname{arc}\operatorname{tg}\frac{y' - \mathfrak{y}}{x' - \mathfrak{x}} + \varrho\,\frac{\partial \operatorname{arc}\operatorname{tg}\ldots}{\partial\,\partial\mathfrak{x}}\,\partial\mathfrak{x} + \frac{\partial \operatorname{arc}\operatorname{tg}\ldots}{\partial\,\partial\mathfrak{y}}\,\partial\mathfrak{y}\,. \end{aligned}\right.$$

Bezeichnen wir in der Gleichung (10) die Glieder rechts mit $\mathfrak{n}'\ a'\ b'$, so ist

$$\operatorname{arc}\operatorname{tg}(\nu' \pm 180^0) = \mathfrak{n}' + a'\delta\mathfrak{x} + b'\delta\mathfrak{y}\,.$$

Es bezeichnet also hier

$$(11\text{a})\qquad \mathfrak{n}' = \varrho \operatorname{arc}\operatorname{tg}\frac{y' - \mathfrak{y}}{x' - \mathfrak{x}}$$

den Richtungswinkel vom vorläufigen Neupunkt zum Festpunkt.

$$(11\text{b})\qquad \left\{\begin{aligned} \varrho \cdot \frac{\partial \operatorname{arc}\operatorname{tg}\left(\dfrac{y' - \mathfrak{y}}{x' - \mathfrak{x}}\right)}{\partial\,\partial\mathfrak{x}} &= \varrho \cdot \frac{1}{1 + \left(\dfrac{y' - \mathfrak{y}}{x' - \mathfrak{x}}\right)^2} + \frac{y' - \mathfrak{y}}{(x' - \mathfrak{x})^2} \\ &= \varrho\,\frac{y' - \mathfrak{y}}{(x' - \mathfrak{x})^2 + (y' - \mathfrak{y})^2} = a'\,. \end{aligned}\right.$$

$$(11c)\quad \left\{\begin{aligned} \varrho\frac{\partial \operatorname{arc\,tg}\dfrac{y'-\mathfrak{y}}{x'-\mathfrak{x}}}{\partial\,\partial\mathfrak{y}} &= \varrho\frac{-1}{1+\left(\dfrac{y'-\mathfrak{y}}{x'-\mathfrak{x}}\right)^2}\cdot\frac{1}{x'-\mathfrak{x}} \\ &= -\varrho\cdot\frac{x'-\mathfrak{x}}{(x'-\mathfrak{x})^2+(y'-\mathfrak{y})^2} = b'\,. \end{aligned}\right.$$

Diese letzten Formeln (11b) und (11c) stellen die Richtungskoeffizienten dar. Die Berechnung derselben ist wie beim Rückwärtseinschnitt. Setzen wir diese Formeln in die Gleichung (8a) und (8b) ein, so erhalten wir:

$$(12)\quad \left\{\begin{aligned} &\mathfrak{v}_1' = \nu_1' - \varphi_1' - \delta'\mathfrak{o} \\ &\mathfrak{v}_2' = \nu_2' - \varphi_2' - \delta'\mathfrak{o} \\ &\ldots\ldots\ldots \\ &\mathfrak{v}' = \mathfrak{n}' - (\varphi' \pm 180^0) + a'\delta\mathfrak{x} + b'\delta\mathfrak{y}\,. \end{aligned}\right.$$

$$(13)\qquad f' = \mathfrak{n}' - (\varphi' \pm 180^0)\,.$$

Und somit erhalten wir die umgeformten Verbesserungsgleichungen für den Standpunkt P':

$$(14)\quad \left\{\begin{aligned} &\mathfrak{v}_1' = \nu_1' - \varphi_1' \qquad\qquad - \delta'\mathfrak{o} \\ &\mathfrak{v}_2' = \nu_2' - \varphi_2' \qquad\qquad - \delta'\mathfrak{o} \\ &\ldots\ldots\ldots\ldots\ldots \\ &\mathfrak{v}' = f' + a'\delta\mathfrak{x} + b'\delta\mathfrak{y} - \delta'\mathfrak{o}\,. \end{aligned}\right.$$

Ebenso lauten sie für die Standpunkte $P''P'''$ usw. mit den entsprechenden Indices:

$$(14a)\quad \left\{\begin{aligned} &\mathfrak{v}_1'' = \nu_1'' - \varphi_1'' \qquad\qquad - \delta''\mathfrak{o} \\ &\mathfrak{v}_2'' = \nu_2'' - \varphi_2'' \qquad\qquad - \delta''\mathfrak{o} \\ &\ldots\ldots\ldots\ldots\ldots \\ &\mathfrak{v}'' = f'' + a''\delta\mathfrak{x} + b''\delta\mathfrak{y} - \delta''\mathfrak{o}\,. \end{aligned}\right.$$

$$(14b)\quad \left\{\begin{aligned} &\mathfrak{v}_1''' = \nu_1''' - \varphi_1''' \qquad\qquad - \delta'''\mathfrak{o} \\ &\mathfrak{v}_2''' = \nu_2''' - \varphi_2''' \qquad\qquad - \delta'''\mathfrak{o} \\ &\ldots\ldots\ldots\ldots\ldots \\ &\mathfrak{v}''' = f''' + a'''\delta\mathfrak{x} + b'''\delta\mathfrak{y} - \delta'''\mathfrak{o}\,. \end{aligned}\right.$$

Für die Aufstellung der Normalgleichungen gilt folgendes. Es war nach Gleichung (7)

$$\varphi'_i = \alpha'_i + \mathfrak{o}' .$$

Folglich:

$$(15a)\quad \left\{\begin{array}{l} \nu'_1 - \varphi'_1 = \nu'_1 - \alpha'_1 - \mathfrak{o}' \\ \nu'_2 - \varphi'_2 = \nu'_2 - \alpha'_2 - \mathfrak{o}' \\ \dots\dots\dots\dots \end{array}\right\} n' \text{ Gleichungen.}$$

$$(15b)\quad [\nu'_i]_1^{n'} - [\varphi'_i]_1^{n'} = [\nu'_i]_1^{n'} - [\alpha'_i]_1^{n'} - n'\mathfrak{o}' .$$

Aus der Gleichung (5) war:

$$\mathfrak{o}' = \frac{[\nu'_i]_1^{n'}}{n'} - \frac{[\alpha'_i]_1^{n'}}{n'}$$

oder

$$n'\mathfrak{o}' = [\nu'_i]_1^{n'} - [\alpha'_i]_1^{n'}$$

und damit wird nach (15b)

$$(15c)\quad [\nu'_i]_1^{n'} - [\varphi'_i]_1^{n'} = \text{Null.}$$

Multiplizieren wir nun jede der Gleichungen (14) in den rechten Gliedern mit -1, so ist

$$-1(\nu'_1 - \varphi'_1) - 1(\nu'_2 - \varphi'_2) - 1(\nu'_3 - \varphi'_3) - \dots 1(\dots)$$
$$-1f' - a'\delta\mathfrak{x} - b'\delta\mathfrak{y} + (n'+1)\delta'\mathfrak{o} = \text{Null.}$$

Die ersten Glieder dieser Gleichung werden ebenso nach (15c) gleich Null. Wir erhalten also die Normalgleichungen für $\delta\mathfrak{o}$, wenn wir die Standpunkte P'' P''' ebenso behandeln:

$$(16)\quad \left\{\begin{array}{l} -f' - a'\,\delta\mathfrak{x} - b'\,\delta\mathfrak{y} + (n'+1)\delta'\,\mathfrak{o} = 0 \\ -f'' - a''\,\delta\mathfrak{x} - b''\,\delta\mathfrak{y} + (n''+1)\delta''\,\mathfrak{o} = 0 \\ -f''' - a'''\delta\mathfrak{x} - b'''\delta\mathfrak{y} + (n'''+1)\delta'''\mathfrak{o} = 0 . \end{array}\right.$$

Wir wollen indes die Normalgleichungen für $\delta\mathfrak{x}$ und $\delta\mathfrak{y}$ haben, wir müssen also $\delta\mathfrak{o}$ fortschaffen. Es ist aus diesen Gleichungen:

$$(17)\quad \left\{\begin{array}{l} \delta'\mathfrak{o} = \dfrac{f'}{n'+1} + \dfrac{a'}{n'+1}\delta\mathfrak{x} + \dfrac{b'}{n'+1}\delta\mathfrak{y} \\ \delta''\mathfrak{o} = \dfrac{f''}{n''+1} + \dfrac{a''}{n''+1}\delta\mathfrak{x} + \dfrac{b''}{n''+1}\delta\mathfrak{y} \quad \text{usw} \end{array}\right.$$

Addieren wir die Gleichungen (16), und multiplizieren unter gleichzeitiger Einführung von (17) sämtliche Glieder mit a, um die 1. Normalgleichung zu erhalten, so ist:

$$(18)\quad \begin{cases} 0 = a'f' + a''f'' + a'''f''' + \ldots (a'a' + a''a'' + a'''a''' + \ldots)\delta\mathfrak{x} \\ + (a'b' + a''b'' + a'''b''' + \ldots)\delta\mathfrak{y} \\ - a'\delta'\mathfrak{v} - a''\delta''\mathfrak{v} - a'''\delta'''\mathfrak{v} - \ldots \end{cases}$$

oder

$$(18a)\quad \begin{cases} 0 = a'f' - \frac{a'f'}{n'+1} + a''f'' - \frac{a''f''}{n''+1} + a'''f''' - \frac{a'''f'''}{n'''+1} \\ + \left[a'a' - \frac{a'a'}{n'+1} + a''a'' - \frac{a''a''}{n''+1} + a'''a''' - \frac{a'''a'''}{n'''+1}\right]\delta\mathfrak{x} \\ + \left[a'b' - \frac{a'b'}{n'+1} + a''b'' - \frac{a''b''}{n''+1} + a'''b''' - \frac{a'''b'''}{n'''+1}\right]\delta\mathfrak{y}. \end{cases}$$

Es ist nun, wenn

$$1 - \frac{1}{n+1} = \frac{n+1-1}{n+1} = \frac{n}{n+1}$$

ist, auch in der obigen Gleichung:

$$(18b)\quad \begin{cases} 0 = \frac{a'f'n'}{n'+1} + \frac{a''f''n''}{n''+1} + \frac{a'''f'''n'''}{n'''+1} \\ + \left[a'a'\frac{n'}{n'+1} + a''a''\cdot\frac{n''}{n''+1} + a'''a'''\cdot\frac{n'''}{n'''+1} + \ldots\right]\delta\mathfrak{x} \\ + \left[a'b'\frac{n'}{n'+1} + a''b''\ \frac{n''}{n''+1} + a'''b'''\cdot\frac{n'''}{n'''+1}\right]\delta\mathfrak{y}\,. \end{cases}$$

Die Faktoren

$$\frac{n'}{n'+1}\,; \qquad \frac{n''}{n''+1}$$

geben uns aber das Gewichtsverhältnis an, also können wir sie mit g' g'' g''' usw. bezeichnen. Wir erhalten dann, wenn wir die einzelnen Glieder der Gleichung (18b) summieren, die Normalgleichungen (die zweite durch Analogie):

$$(19)\qquad 0 = [afg] + [aag]\delta\mathfrak{x} + [abg]\delta\mathfrak{y} = [avg]\,.$$

$$(19a)\qquad 0 = [bfg] + [abg]\delta\mathfrak{y} + [bbg]\delta\mathfrak{y} = [bvg]\,.$$

Die Berechnung des mittleren Fehlers erfolgt nach der Formel:

$$m^2 = \frac{[v\,v\,g]}{\text{Anzahl der Standpunkte} - 2}$$

oder

$$m^2 = \frac{[\mathfrak{v}\,\mathfrak{v}]}{\text{Anzahl d. sämtl. Strahlen} - 2 - \text{Anzahl d. Standpunkte}}.$$

Die Anwendung der Theorie, sowie etwaige Kontrollen sollen in folgenden Beispielen gezeigt werden.

Aufgabe: Der neu zu bestimmende Punkt M ist von den Festpunkten O, P und S vorwärts abgeschnitten. Die endgültigen Koordinaten von K sind zu berechnen.

Gegebene Koordinaten:

	y	x
O:	+22951,186;	−6068,080
P:	+22549,909;	−1836,327
S:	+25099,467;	−1179,337
R:	+21200,734;	−2820,628
G:	+22234,057;	−4441,630
B:	+24460,727;	−3583,487
M:	+23305,745;	−3151,287

vorläufig berechnet.

I. Standpunkt S.

Ziel	Azimut ν	Richtungswinkel α	$\nu - \alpha$	$\alpha + \mathfrak{o} = \Phi$	Probe: $[\Phi] = [\alpha] + (n+1)\,\mathfrak{o}$
B	194° 52′ 43,4″	0° 00′ 00,0″	194° 52′ 43,4″	194° 52′ 43,9″	88° 04′ 54,3″
M		27° 24′ 38,9″		222° 17′ 22,8″	584° 38′ 11,7″
P	255° 32′ 59,8″	60° 40′ 15,4″	194° 52′ 44,4″	255° 32′ 59,3″	672° 43′ 06,0″
	450° 25′ 43,2″	88° 04′ 54,3″	389° 45′ 27,8″	672° 43′ 06,0″	
			$\mathfrak{o}$ = 194° 52′ 43,9″		
			584° 38′ 11,7″		

II. Standpunkt O.

Ziel	Azimut ν	Richtungswinkel α	$\nu - \alpha$	$\alpha + \mathfrak{o} = \Phi$	Probe: $[\Phi] = [\alpha] + (n+1)\mathfrak{o}$
B	31° 16′ 52,5″	0° 00′ 00″	31° 16′ 52,5″	31° 16′ 53,0″	640° 34′ 29,2″
G	336° 12′ 23,5″	304° 55′ 30″	31° 16′ 53,5″	336° 12′ 23,0″	93° 50′ 39,0″
M		335° 38′ 59,2″		6° 55′ 52,2″	734° 25′ 08,2″ − 360 =
					374° 25′ 08,2″
	367° 29′ 16,0″	640° 34′ 29,2″	62° 33′ 46,0″	374° 25′ 08,2″	
			$\mathfrak{o}$ = 31° 16′ 53,0″		
			93° 50′ 39,0″		

III. Standpunkt P.

Ziel	Azimut ν	Richtungswinkel α	$\nu - \alpha$	$\alpha + \mathfrak{o} = \Phi$	$\Phi = [\alpha] + (n+1)\mathfrak{o}$
B	132° 26′ 18,1″	0° 00′ 00″	132° 26′ 18,1″	132° 26′ 17,9″	173° 35′ 38,4″
M		17° 40′ 15,8″		150° 06′ 33,7″	529° 45′ 11,7″
G	186° 54′ 44,9″	54° 28′ 26,7″	132° 26′ 18,2″	186° 54′ 44,6″	703° 20′ 50,1″
R	233° 53′ 13,4″	101° 26′ 55,9″	132° 26′ 17,5″	233° 53′ 13,8″	
	593° 14′ 16,4″	173° 35′ 38,4″	396° 78′ 53,8″	703° 20′ 50,0″	
			$\mathfrak{o}$ = 132° 26′ 17,9″		
			529° 45′ 11,7″		

Aus diesen drei Rubriken entwickeln wir nun die Fehlergleichungen. Es waren bereits berechnet die Richtungswinkel ν von

S nach M: 222° 17′ 24,8″
O „ M: 6° 55′ 50,7″
P „ M: 150° 06′ 35,0″.

Also von

M nach S: 42° 17′ 24,8″
M „ O: 186° 55′ 50,7″
M „ P: 330° 06′ 35,0″.

Ebenso waren auch die zugehörigen *a* und *b* berechnet (siehe Rückwärtseinschnitt), die wir in folgender Tabelle zusammenstellen:

von	nach	Azimute ν	$\Phi \pm 180^0$	$\nu - (\Phi \pm 180) = f$	*a*	*b*
M	*S*	42° 17′ 24,8″	42° 17′ 22,8″	+2,0	+52	−57
M	*O*	186° 55′ 50,7″	186° 55′ 52,2″	−1,5	−8	−70
M	*P*	330° 06′ 35,0″	330° 06′ 33,7″	+1,3	−68	−118
		559° 19′ 50,5″	559° 19′ 48,7″	+1,8		
		+1,8				

Fehlergleichungen.

$$p = \frac{n}{n+1} \qquad s$$

$$\begin{aligned} v_1 &= +2{,}0 + 52\,\delta\mathfrak{x} - 57\,\delta\mathfrak{y} & \tfrac{2}{3} && -5 \\ v_2 &= -1{,}5 - 8\,\delta\mathfrak{x} + 70\,\delta\mathfrak{y} & \tfrac{2}{3} && +62 \\ v_3 &= +1{,}3 - 68\,\delta\mathfrak{x} - 118\,\delta\mathfrak{y} & \tfrac{3}{4} && -186 \\ \hline [v] &= +1{,}8 - 24\,\delta\mathfrak{x} - 245\,\delta\mathfrak{y} \end{aligned}$$

Aus diesen Fehlergleichungen werden die Normalgleichungen gebildet nach:

$$0 = [afg] + [aag]\,\delta\mathfrak{x} + [abg]\,\delta\mathfrak{y}$$
$$0 = [bfg] + [abg]\,\delta\mathfrak{x} + [bbg]\,\delta\mathfrak{y}\,.$$

Sie ergeben:

$$5313\,\delta\mathfrak{x} + 3669\,\delta\mathfrak{y} + 11{,}0 = 0$$
$$+3669\,\delta\mathfrak{x} + 15876\,\delta\mathfrak{y} - 261{,}1 = 0$$

$+8982\,\delta\mathfrak{x} + 19545\,\delta\mathfrak{y} - 250{,}1 = 0$ die Summenprobe ergab:

$+8982\,\delta\mathfrak{x} + 19544\,\delta\mathfrak{y} - 250{,}2 = 0\,.$

Hieraus werden die einmal reduzierten Normalgleichungen abgeleitet und ergeben:

$$+13344{,}4\,\delta\mathfrak{y} - 268{,}7 = 0\,.$$

Dasselbe gab die reduzierte Summengleichung. Daraus ist

$$\delta\mathfrak{y} = 0{,}021$$
$$\delta\mathfrak{x} = -0{,}016\,.$$

Probe: Einsetzen in die Summengleichung.

Die einzelnen Verbesserungen sind:

$$v_1 = +2{,}0 - 0{,}8 - 1{,}2 = 0{,}0 \qquad v_1 v_1 p_1 = 0{,}00$$
$$v_2 = -1{,}5 + 0{,}1 + 1{,}5 = +0{,}1 \qquad v_2 v_2 p_2 = 0{,}01$$
$$v_3 = +1{,}3 + 1{,}1 - 2{,}5 = -0{,}1 \qquad v_3 v_3 p_3 = 0{,}01$$
$$[v\,v\,p] = 0{,}02$$

$$\Sigma = -0{,}18 - 5{,}48 = -0{,}02 - 5{,}51 =$$
$$\Sigma = -5{,}66 \overset{n}{=} -5{,}53$$
$$[v\,v\,p] = [f\,f\,p] + \Sigma = 5{,}56 - 5{,}53 = 0{,}03\,.$$

Die endgültigen Koordinaten ergeben nun:

$$x = -3151{,}287 - 0{,}016 = -3151{,}303$$
$$y = +23305{,}745 + 0{,}021 = +23305{,}766\,.$$

Der mittlere Fehler einer Beobachtung ist:

$$m = \sqrt{\frac{[v\,v\,p]}{n-2}} = \sqrt{\frac{0{,}02}{1}} = \pm 0{,}15''.$$

Mit den neuen Koordinaten werden nun die Azimute noch einmal berechnet und mit $(\Phi \pm 180)$ verglichen.

Die Differenzen müssen dann übereinstimmen mit den vorher berechneten Verbesserungen, so daß wir auch hier eine nochmalige Kontrolle für die v haben:

Der mittlere Fehler für die Koordinaten selbst ist:

$$m_x = \pm m\sqrt{Q_{11}}$$
$$m_y = \pm m\sqrt{Q_{22}}\,.$$

§ 4. Ausgleichung eines durch Vorwärtsabschnitt und Rückwärtseinschnitt festgelegten Punktes. (cfr. § 3.)

Der Neupunkt M wurde durch Rückwärtseinschnitt nach den Punkten RSO und durch Vorwärtsabschnitt auf den Punkten SOP festgelegt.

Die Koordinaten der Punkte, wie auch die Ausgleichung des Vorwärtsabschnittes sind im vorigen Paragraphen festgelegt.

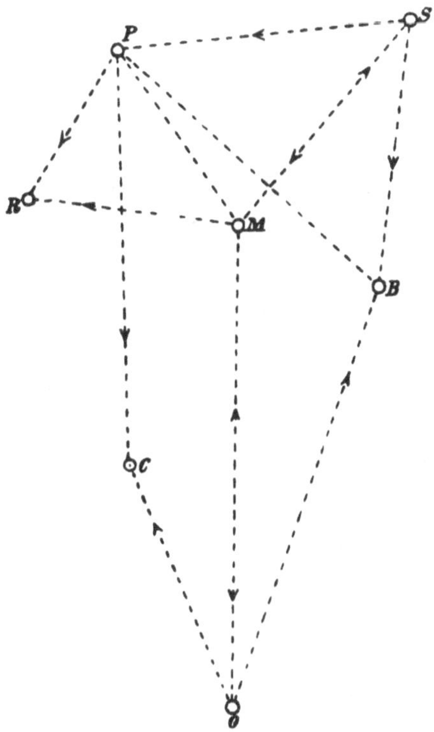

Fig. 8.

Für den Rückwärtseinschnitt ergeben sich folgende Resultate:

Station M:

Ziel	Richtung α	Azimut ν	a	b
S	0° 00′ 00,0″	42° 17′ 24,8″	+52	−57
O	144° 38′ 28,2″	186° 55′ 50,7″	−8	+70
R	236° 34′ 14,2″	287° 55′ 37,9″	−96	−15

Wir stellen uns zunächst die Verbesserungsgleichungen für den Rückwärtseinschnitt auf nach § 3 und erhalten:

$$(1)\quad \left\{\begin{array}{rlrr} & & s & g \\ v_1 = & +1{,}1 + 69{,}3\,\delta\mathfrak{x} - 56{,}3\,\delta\mathfrak{y} & +13 & 1 \\ v_2 = & -1{,}2 + 9{,}4\,\delta\mathfrak{x} + 70{,}6\,\delta\mathfrak{y} & +80 & 1 \\ v_3 = & 0 - 78{,}7\,\delta\mathfrak{x} - 14{,}3\,\delta\mathfrak{y} & -93 & 1 \\ \hline \text{Probe: } [v] = & -0{,}1 \mp 0{,}0\,\delta\mathfrak{x} \mp 0{,}0\,\delta\mathfrak{y}\,. & & \end{array}\right.$$

Dazu stellen wir dann die Fehlergleichungen für den Vorwärtsabschnitt auf. Wir entnehmen dieselben aus dem vorigen Paragraphen:

$$(2)\quad \left\{\begin{array}{rlrl} & & s & g \\ v_4 = & +2{,}0 + 52\,\delta\mathfrak{x} - 57\,\delta\mathfrak{y} & -5\,; & \frac{2}{3} \\ v_5 = & -1{,}5 - 8\,\delta\mathfrak{x} + 70\,\delta\mathfrak{y} & +62\,; & \frac{2}{3} \\ v_6 = & +1{,}3 - 68\,\delta\mathfrak{x} - 118\,\delta\mathfrak{y} & -186\,; & \frac{3}{4}\,. \end{array}\right.$$

Vereinigen wir die Fehlergleichungen (1) und (2) und stellen aus diesen die Normalgleichungen her, so ist:

$$(3)\quad \left\{\begin{array}{l} 16396\,\delta\mathfrak{x} + 1550\,\delta\mathfrak{y} + 71 = 0 \\ +1550\,\delta\mathfrak{x} + 24249\,\delta\mathfrak{y} - 416{,}7 = 0 \\ \hline 17946\,\delta\mathfrak{x} + 25799\,\delta\mathfrak{y} - 345{,}7 = 0\,. \end{array}\right.$$

Daraus bilden wir die einmal reduzierten Normalgleichungen, welche lauten:

$$(4)\qquad +24102{,}52\,\delta\mathfrak{y} - 423{,}41 = 0\,.$$

Die reduzierte Summengleichung ist:

$$+24102{,}52\,\delta\mathfrak{y} - 423{,}41 = 0\,.$$

Daraus ergibt sich:

$$\delta\mathfrak{y} = +0{,}01756$$

$$\delta\mathfrak{x} = -0{,}00599$$

[durch Einsetzen in Gleichung (3)].

Zur Probe werden $\delta\mathfrak{x}$ und $\delta\mathfrak{y}$ in die Summengleichung der Gleichungen (3) eingesetzt, und wir erhalten:

$$-107{,}4 + 453{,}1 - 345{,}7 = 0$$

$$-453{,}1 + 453{,}1 = 0\,.$$

Im Anschluß hieran werden die einzelnen Verbesserungen aus den Gleichungen (1) und (2) gebildet:

$$
\begin{array}{llll}
v_1 = -0{,}3 & v_1 v_1 p_1 = 0{,}09 & f_1 f_1 p_1 = 1{,}21 & [afp]\,\delta\mathfrak{x} = -0{,}38 \\
v_2 = +0{,}1 & v_2 v_2 p_2 = 0{,}01 & f_2 f_2 p_2 = 1{,}44 & [bfp]\,\delta\mathfrak{y} = -7{,}30 \\
v_3 = +0{,}2 & v_3 v_3 p_3 = 0{,}04 & f_3 f_3 p_3 = 0{,}00 & \\
v_4 = +0{,}7 & v_4 v_4 p_4 = 0{,}33 & f_4 f_4 p_4 = 2{,}67 & \\
v_5 = -0{,}2 & v_5 v_5 p_5 = 0{,}03 & f_5 f_5 p_5 = 1{,}50 & \\
v_6 = -0{,}4 & v_6 v_6 p_6 = 0{,}12 & f_6 f_6 p_6 = 1{,}47 & \\
\hline
 & [vvp] = 0{,}62 & [ffp] = 8{,}29\,. &
\end{array}
$$

Für die Sigmaprobe bekommen wir:

$$\Sigma = -0{,}38 - 7{,}30 = -0{,}31 - 7{,}4$$

$$\Sigma = -7{,}68 = -7{,}71\,.$$

Eine Probe für die Berechnung der $[vvp]$ erhalten wir durch:

$$[vvp] = [ffp] + \Sigma = 8{,}29 - 7{,}68 = 0{,}62\,.$$

Wir berechnen nun die mittleren Fehler und zwar:

1. Fehler der einzelnen Richtungsmessung:

$$m^2 = \frac{[vv]\text{ d. R.} + [vvp]\text{ d. V.}}{\text{Ziele d. R.} + \text{Standp. d. V.} - \text{Anz. d. U.}}\,.$$

Unbekannt sind x y und o_s.

$$m^2 = \frac{0{,}62}{3+3-3} = 0{,}266$$

$$m = \pm 0{,}44\,.$$

2. Den mittleren Fehler der Koordinaten berechnen wir wie folgt:

(a) $$m_y = \pm m\sqrt{Q_{22}}\,,$$

wo

$$Q_{22} = \frac{1}{[bbp] - \dfrac{[abp]}{[aap]}\cdot[abp]}$$

ist. Für Q_{22} erhalten wir: $Q_{22} = 0{,}00004149$. Demnach ist

$$m_y = \pm 0{,}44 \cdot 0{,}0068 = \pm 0{,}003\,.$$

(b)
$$m_x = \pm m \sqrt{Q_{11}}\,;$$
wo
$$Q_{11} = \frac{[b\,b\,p]}{[a\,a\,p]} Q_{22} = 0{,}00006136$$
ist. Also
$$m_x = \pm 0{,}44 \cdot 0{,}0078 = \pm 0{,}003\,.$$

Somit erhalten wir die endgültigen Koordinaten:
$$x_N = \ -3151{,}2929 \pm 0{,}003$$
$$y_N = +23305{,}7626 \pm 0{,}003\,.$$

Die Hauptschlußkontrolle besteht in der Berechnung der Azimute mit den neuen Koordinaten und Vergleich mit den in der Ausgleichung selbst gefundenen. Zugleich bietet diese Rechnung noch eine Probe für die v.

§ 5. Ausgleichung eines geometrischen Nivellements.

Zur Bestimmung der gegenseitigen Höhenlage der Punkte $ABCDE$ sind die nachstehenden Höhenunterschiede durch Nivellement bestimmt worden.

Beobachtungen:	Entfernungen:
$l_1 = AC = 69{,}076$	$s_1 = 24{,}0$ km
$l_2 = AD = 28{,}248$	$s_2 = 20{,}2$ „
$l_3 = AE = 38{,}460$	$s_3 = 25{,}0$ „
$l_4 = DC = 40{,}791$	$s_4 = 13{,}6$ „
$l_5 = DE = 10{,}194$	$s_5 = 17{,}8$ „
$l_6 = BC = 19{,}930$	$s_6 = 16{,}9$ „
$l_7 = DB = 20{,}871$	$s_7 = 25{,}4$ „
$l_8 = EB = 10{,}659$	$s_8 = 20{,}4$ „ .

Ferner sind gegeben die Höhen über:
$$C = x = 270{,}830 + \delta\mathfrak{x}$$
$$D = y = 230{,}002 + \delta\mathfrak{y}$$
$$E = z = 240{,}214 + \delta\mathfrak{z}\,.$$

Danach sind vorläufig berechnet:
$$A = 201{,}754$$
$$B = 250{,}869\,.$$

Die Pfeile in der Figur zeigen die Richtung des Falles an. Man versteht demnach unter AC: Die Strecke fällt von C nach A oder steigt von A nach C.

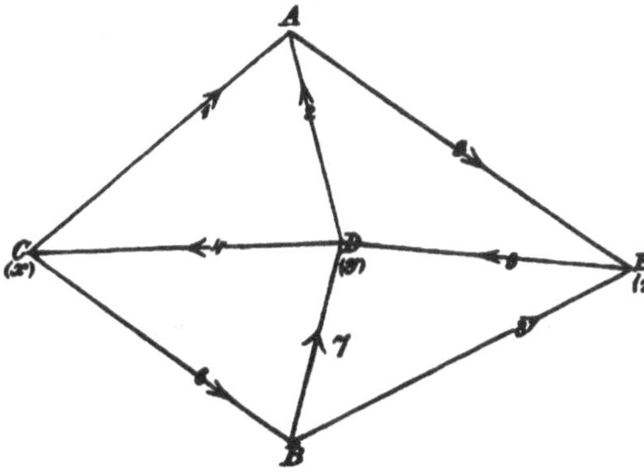

Fig. 9.

Die Gewichte ermittelt man wie folgt:

Der Höhenunterschied für eine Strecke von 10 km habe das Gewicht $p = 1$; da nun die Gewichte umgekehrt proportional den Strecken sind, so verhält sich (bei l_1)

$$10 : 24{,}0 = p_1 : 1 \quad \text{oder} \quad p_1 = \tfrac{10}{24}\,.$$

Allgemein ist das Gewicht gleich der Einheit dividiert durch die Strecke:

$$p_i = \frac{1}{s_i}\,.$$

Fehler-gleichungen:	Umgeformte Verbesserungsgleichungen:	s	g	
$l_1 + v_1 = x$	$v_1 = 0 + \delta\mathfrak{x}$	1	41,7	$g_i = \dfrac{1000}{s_i}$
$l_2 + v_2 = y$	$v_2 = 0 + \delta\mathfrak{y}$	1	49,5	
$l_3 + v_3 = z$	$v_3 = 0 + \delta\mathfrak{z}$	1	40,0	
$l_4 + v_4 = x - y$	$v_4 = +37 + \delta\mathfrak{x} - \delta\mathfrak{y}$	0	73,5	
$l_5 + v_5 = z - y$	$v_5 = +18 - \delta\mathfrak{y} + \delta\mathfrak{z}$	0	56,2	
$l_6 + v_6 = x - B$	$v_6 = +31 + \delta\mathfrak{x}$	1	59,1	
$l_7 + v_7 = -y + B$	$v_7 = -\ 4 - \delta\mathfrak{y}$	−1	39,3	
$l_8 + v_8 = -z + B$	$v_8 = -\ 4 - \delta\mathfrak{z}$	−1	49,0	

Die Normalgleichungen hierfür sind:

$$174{,}3\,\delta\mathfrak{x} - 73{,}5\,\delta\mathfrak{y} - 0\;\delta\mathfrak{z} + 4551{,}6 = 0$$
$$-73{,}5\,\delta\mathfrak{x} + 218{,}5\,\delta\mathfrak{y} - 56{,}2\,\delta\mathfrak{z} - 3593{,}9 = 0$$
$$0\;\delta\mathfrak{x} - 56{,}2\,\delta\mathfrak{y} + 145{,}2\,\delta\mathfrak{z} + 1207{,}6 = 0$$
$$\overline{+100{,}8\,\delta\mathfrak{x} + 88{,}8\,\delta\mathfrak{y} + 89{,}0\,\delta\mathfrak{z} + 2165{,}3 = 0\,.}$$

Durch Bildung der einzelnen Summen erhalten wir die Summengleichung:

$$+100{,}8\,\delta\mathfrak{x} + 88{,}8\,\delta\mathfrak{y} + 89{,}0\,\delta\mathfrak{z} + 2165{,}3 = 0\,.$$

Die einmal reduzierten Normalgleichungen ergeben:

$$187{,}56\,\delta\mathfrak{y} - 56{,}2\,\delta\mathfrak{z} - 1677{,}68 = 0$$
$$-56{,}20\,\delta\mathfrak{y} + 145{,}2\,\delta\mathfrak{z} + 1207{,}60 = 0$$
$$\overline{+131{,}36\,\delta\mathfrak{y} + 89{,}0\,\delta\mathfrak{z} - 470{,}08 = 0\,.}$$

Die reduzierte Summengleichung ergab dasselbe.

Aus den zweimal reduzierten Normalgleichungen:

$+128{,}34\,\delta\mathfrak{z} + 704{,}3 = 0$ und der Summengleichung:

$+128{,}34\,\delta\mathfrak{z} + 704{,}3 = 0$ ist

$\delta\mathfrak{z} = -\;5{,}41$ mm. Durch Einsetzen wie früher erhalten wir

$\delta\mathfrak{y} = +\;7{,}32$ mm,

$\delta\mathfrak{x} = -23{,}13$ mm.

Diese Werte in die Summengleichung der Normalgleichungen eingesetzt ergeben:

$$-2331{,}5 + 650{,}0 - 481{,}4 + 2165{,}3 = 0\,.$$

Nun lösen wir zur Bestimmung der v die Fehlergleichungen auf, nachdem vorher noch die Sigmaprobe gemacht ist, berechnen $[v\,v\,p]$ und vergleichen das Resultat mit:

$$[v\,v\,p] = [f\,f\,p] + \Sigma\,.$$

Nachdem wir dann

$$x = \mathfrak{x} + \delta\mathfrak{x}$$
$$y = \mathfrak{y} + \delta\mathfrak{y}$$
$$z = \mathfrak{z} + \delta\mathfrak{z}$$

gebildet haben, setzen wir diese Werte in die ursprünglichen Fehlergleichungen (1) ein. Die hieraus entstandenen Werte für $[v v p]$ vergleichen wir mit den aus den umgeformten Fehlergleichungen hervorgegangenen.

Der mittlere Fehler, den wir berechnen nach:

$$m^2 = \frac{[v v p]}{n - q},$$

wo n Anzahl der Beobachtungen, q Anzahl der Unbekannten ist, ergibt sich für die Gewichtseinheit, hier also für 1000 km. Soll der mittlere Fehler für 1 km Höhenunterschied berechnet werden, so setzen wir die Proportion an:

$$m_{1\,\mathrm{km}} : m_{1000\,\mathrm{km}} = \sqrt{1} : \sqrt{1000}\,.$$

II. Kapitel.

Ausgleichung von Aufgaben nach bedingten Beobachtungen.

§ 1. Auflösung eines Dreiecks.

Der einfachste Fall, der uns fast täglich in der Praxis entgegentritt, ist die Behandlung eines Dreiecks, in dem alle drei Winkel gemessen sind. Haben die Winkel alle gleiches Gewicht, so wird man einfach das arithmetische Mittel aus dem Überschuß über 180° nehmen und dasselbe auf die einzelnen Winkel verteilen.

Wir wollen indes auch dieses Beispiel zur Einführung behandeln.

Es seien im Dreiecke ABC die Winkel wie folgt gemessen:

$$\begin{aligned} A &= 68^\circ\,15'\,37'' = l_1 \\ B &= 50^\circ\,20'\,48'' = l_2 \\ C &= 61^\circ\,23'\,50'' = l_3 \\ \hline & \ 180^\circ\,00'\,15''\,. \end{aligned}$$

Unsere Bedingungsgleichung lautet:

$$(1) \qquad l_1 + v_1 + l_2 + v_2 + l_3 + v_3 = 180^\circ\,.$$

Daraus ergibt sich die Fehlergleichung

(2) $$v_1 + v_2 + v_3 = 180^0 - (l_1 + l_2 + l_3) = w$$

oder

$$v_1 + v_2 + v_3 = -15\,.$$

Die Korrelatengleichung lautet:

$$3\,k_a = -15\,; \quad k_a = -5\,.$$

Folglich ist:

$$\begin{array}{ll} v_1 = -5 & v_1 v_1 = 25 \\ v_2 = -5 & v_2 v_2 = 25 \\ v_3 = -5 & v_3 v_3 = 25 \\ \hline & [v\,v] = 75 = [w\,k] = 75\,. \end{array}$$

Danach sind unsere Winkel zu verbessern nach:

$$\begin{array}{l} l_1 + v_1 = \;\; 68^0\,15'\,32'' = x_1 \\ l_2 + v_2 = \;\; 50^0\,20'\,43'' = x_2 \\ l_3 + v_3 = \;\; 61^0\,23'\,45'' = x_3 \\ \hline \end{array}$$

Probe: $x_1 + x_1 + x_3 = 180^0\,00'\,00''$.

Der mittlere Fehler einer Beobachtung ergibt sich nach:

$$m^2 = \frac{[v\,v\,p]}{n-q} \quad \text{oder} \quad \frac{[v\,v\,p]}{r}\,,$$

wo $n - q$ die Anzahl der überschüssigen Beobachtungen, und da jede derselben eine Bedingungsgleichung ergibt, gleich der Anzahl der Bedingungsgleichungen ist.

Also

$$m^2 = \frac{75}{1}\,; \quad m = \pm 8{,}7''\,.$$

§ 2. Stationsausgleichung.

Zwischen den Strahlen nach den 4 Punkten $P_1 P_2 P_3 P_4$ sind sämtliche sechs Winkel wie folgt gemessen:

$$\begin{array}{l} l_1 = \;\; 38^0\,19'\,27{,}5'' \\ l_2 = \;\; 62^0\,32'\,12{,}5'' \\ l_3 = 115^0\,04'\,11{,}0'' \\ l_4 = \;\; 24^0\,12'\,49{,}0'' \\ l_5 = \;\; 76^0\,44'\,47{,}2'' \\ l_6 = \;\; 52^0\,31'\,53{,}5''\,. \end{array}$$

Da wir zur Festlegung der 4 Richtungen nur 3 Winkel nötig haben, so liefert jede der übrigen Messungen eine Bedingungsgleichung, so daß wir deren 3 aufzustellen haben.

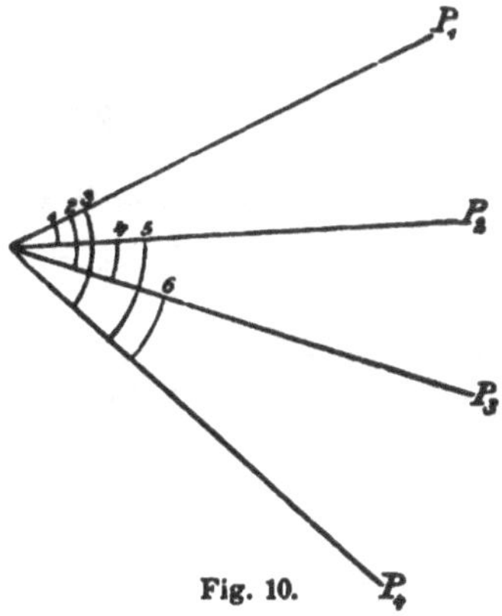

Fig. 10.

Bedingungsgleichungen:

(1) $$\begin{cases} l_4 + v_4 = l_2 + v_2 - (l_1 + v_2) \quad \text{oder} \\ v_1 - v_2 + v_4 = l_2 - l_4 - l_1 = w_a = -4{,}0\,. \end{cases}$$

(2) $$\begin{cases} l_5 + v_5 = l_3 + v_3 - (l_1 + v_1) \quad \text{oder} \\ v_1 - v_3 + v_5 = l_3 - l_5 - l_1 = w_b = -3{,}7\,. \end{cases}$$

(3) $$\begin{cases} l_6 + v_6 = l_3 + v_3 - (l_2 + v_2) \quad \text{oder} \\ v_2 - v_3 + v_6 = l_3 - l_2 - l_6 = w_c = +5{,}0\,. \end{cases}$$

Danach lauten die Bedingungsgleichungen:

(a) $$v_1 - v_2 + v_4 + 4{,}0 = 0\,.$$

(b) $$v_1 - v_3 + v_5 + 3{,}7 = 0\,.$$

(c) $$v_2 - v_3 + v_6 - 5{,}0 = 0\,.$$

Tabelle für die Aufstellung der Normalgleichungen:

	v_1	v_2	v_3	v_4	v_5	v_6	w	k
a	+1	−1	·	+1	·	·	−4,0	
b	+1	·	−1	·	+1	·	−3,7	
c	·	+1	−1	·	·	+1	+5,0	
s	+2	0	−2	+1	+1	+1	−2,7	

Normalgleichungen:

$$\begin{aligned} 3k_a + 1k_b - 1k_c + 4{,}0 &= 0 \\ 1k_a + 3k_b + 1k_c + 3{,}7 &= 0 \\ -1k_a + 1k_b + 3k_c + 5{,}0 &= 0 \\ \hline 3k_a + 5k_b + 3k_c + 2{,}7 &= 0\,. \end{aligned}$$

Die reduzierten Normalgleichungen sind:

$$\begin{aligned} 2{,}67\,k_a + 1{,}33\,k_b + 2{,}4 &= 0 \\ 1{,}33\,k_a + 2{,}67\,k_b - 3{,}7 &= 0 \\ \hline 4{,}0\ \ k_a + 4{,}0\ \ k_b - 1{,}3 &= 0\,. \end{aligned}$$

Die reduzierte Summengleichung ergibt dasselbe.

Die zweimal reduzierte Normal- und Summengleichung ergeben beide:

$$2\,k_c - 4{,}9 = 0\,,$$

woraus

$$k_c = 2{,}45$$

ist. Danach ist dann weiter:

$$\begin{aligned} k_b &= -2{,}13 \\ k_a &= +0{,}19\,. \end{aligned}$$

Probe durch Einsetzen in die 1. Summengleichung:

$$+0{,}57 - 10{,}65 + 7{,}35 + 2{,}7 = 0\,.$$

$$10{,}62 - 10{,}65 = 0\,.$$

Aus den Korrelaten bilden wir nun unsere Verbesserungen:

$$\begin{aligned} v_1 &= +0{,}19 - 2{,}12 = -1{,}93 & v_1 v_1 &= 3{,}72 \\ v_2 &= -0{,}19 + 2{,}45 = +2{,}26 & v_2 v_2 &= 5{,}11 \\ v_3 &= +2{,}12 - 2{,}45 = -0{,}33 & v_3 v_3 &= 0{,}11 \\ v_4 &= +0{,}19 \phantom{- 2{,}45} = +0{,}19 & v_4 v_4 &= 0{,}04 \\ v_5 &= \phantom{+0{,}19 - 2{,}45 =}\ -2{,}12 & v_5 v_5 &= 4{,}49 \\ v_6 &= \phantom{+0{,}19 - 2{,}45 =}\ +2{,}45 & v_6 v_6 &= 6{,}00 \\ & & \hline [v\,v] &- 19{,}47\,. \end{aligned}$$

Probe: $[v\,v] = [w\,k]$

$$19{,}47 = 19{,}38\,.$$

Demnach lauten die endgültigen Winkel:

$$\begin{aligned} x_1 &= 38^0\,19'\,25{,}6'' \\ x_2 &= 62^0\,32'\,14{,}8'' \\ x_3 &= 115^0\,04'\,10{,}7'' \\ x_4 &= 24^0\,12'\,49{,}2'' \\ x_5 &= 76^0\,44'\,45{,}1'' \\ x_6 &= 52^0\,31'\,56{,}0''\,. \end{aligned}$$

Hauptprobe: Einsetzen der endgültigen Werte in die Bedingungsgleichungen:

(1) $x_1 + x_4 - x_2 = 0\,;\quad 62^0\,32'\,14{,}8'' - 62^0\,32'\,14{,}8'' = 0$

(2) $x_1 + x_5 - x_3 = 0\,;\quad 115^0\,04'\,10{,}7'' - 115^0\,04'\,10{,}7'' = 0$

(3) $x_2 + x_6 - x_3 = 0\,;\quad 115^0\,04'\,10{,}8'' - 115^0\,04'\,10{,}7'' = 0\,.$

Der mittlere Fehler einer Winkelbeobachtung ist:

$$m = \pm\sqrt{\frac{19{,}47}{3}} = \pm 2{,}5''\,.$$

Im folgenden wollen wir nun den Ansatz zu einem Beispiel geben, in dem die Winkel verschieden repetiert sind, wo wir es also mit Gewichten zu tun haben. Wir behalten unser voriges Beispiel bei, geben aber den Winkeln verschiedene Repetition.

Winkel	1	hat	20	f.	Rep.	$\frac{1}{g_1} = 0{,}5$
„	2	„	30	„	„	$\frac{1}{g_2} = 0{,}33$
„	3	„	20	„	„	$\frac{1}{g_3} = 0{,}5$
„	4	„	24	„	„	$\frac{1}{g_4} = 0{,}42$
„	5	„	18	„	„	$\frac{1}{g_5} = 0{,}56$
„	6	„	20	„	„	$\frac{1}{g_6} = 0{,}5\,.$

Wir bilden dann

$$\frac{a_1}{p_1} \quad \frac{b_1}{p_1}$$

$$\frac{a_2}{p_2} \quad \frac{b_2}{p_2}$$

$$\frac{a_3}{p_3} \quad \frac{b_3}{p_3}$$

usw. und erhalten als Normalgleichungen:

$$[a\,v] = \left[\frac{a\,a}{p}\right]k_a + \left[\frac{a\,b}{p}\right]k_b + \ldots$$

$$[b\,v] = \left[\frac{a\,b}{p}\right]k_a + \left[\frac{b\,b}{p}\right]k_b + \ldots$$

usw.

§ 3. Ausgleichung eines Höhennetzes.

Im Anschluß an die Festpunkte A und B sind die Punkte $CDEF$ einnivelliert.

Die Resultate der Messungen sind:

		Entfernung:
$l_1 = AC =$	10,347	10,0 km
$l_2 = CD =$	16,833	12,5 „
$l_3 = DB =$	× 6,074	15,0 „
$l_4 = CE =$	18,455	10,0 „
$l_5 = EF =$	5,387	16,0 „
$l_6 = FD =$	× 2,998	18,0 „
$l_7 = CF =$	×76,163	20,0 „
$l_8 = DE =$	1,625	20,0 „.

Die gegebenen Höhen für A und B sind:

$$H_a = 59{,}134$$

$$H_b = 82{,}386\,.$$

Zur Festlegung der 4 Punkte waren nur 4 Züge erforderlich. Die übrigen 4 geben uns also 4 Bedingungsgleichungen und zwar:

a)

(1) $$x_5 + x_7 + x_4 = 0$$

(2) $$x_5 - x_6 + x_8 = 0$$

(3) $$x_4 - x_2 - x_6 + x_5 = 0$$

(4) $$-x_1 - x_2 + x_3 = H_a - H_B\,.$$

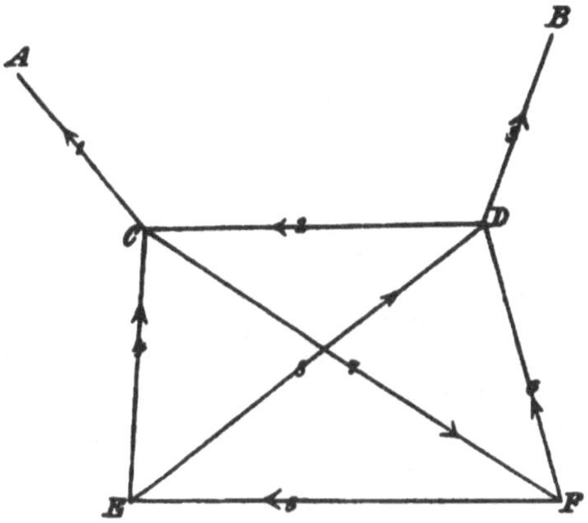

Fig. 11.

b) Umgeformte Bedingungsgleichungen:

$$v_4 + v_5 + v_7 = l_7 - l_4 - l_5 = -5$$
$$v_5 - v_6 + v_8 = l_6 - l_5 - l_8 = -10$$
$$v_4 + v_5 - v_2 - v_6 = l_2 + l_6 - l_4 - l_5 = -7$$
$$-v_1 - v_2 + v_3 = -23{,}252 - l_3 + l_2 + l_1 = +2\,.$$

	v_1	v_2	v_3	v_4	v_5	v_6	v_7	v_8	w	k	wk
$1:p$	10,0	12,5	15,0	10,0	16,0	18,0	20,0	20,0			
a	·	·	·	+1	+1	·	−1	·	−5		
b	·	·	·	·	+1	−1	·	+1	−10		
c	·	−1	·	+1	+1	−1	·	·	−7		
d	−1	−1	+1	·	·	·	·	·	+2		
s	−1	−2	+1	+2	+3	−2	−1	+1	−20		

Die Normalgleichungen lauten:

$$\begin{aligned}
46k_a + 16k_b + 26k_c \;&+\; 0k_d \;+\; 5 = 0\\
16k_a + 54k_b + 34k_c \;&+\; 0k_d \;+ 10 = 0\\
10k_a + 34k_b + 56{,}5k_c &+ 12{,}5k_d + \;\; 7 = 0\\
0k_a + \;\;0k_b + 12{,}5k_c &+ 37{,}5k_d - \;\; 2 = 0\,.
\end{aligned}$$

Die weitere Behandlung der Aufgabe ist folgende: Aus den Normalgleichungen und den reduzierten Normalgleichungen werden die Unbekannten $k_a\ k_b\ k_c\ k_d$ berechnet und zur Probe in die Summengleichung eingesetzt. Dann werden die einzelnen v gebildet nach:

$$v_1 = \frac{a_1}{p_1} k_a + \frac{b_1}{p_1} k_b + \frac{c_1}{p_1} k_c + \frac{d_1}{p_1} k_d\,.$$

Die Summe $[v\,v\,p]$ soll dann gleich $[w\,k]$ sein.

Dann folgt die Berechnung der wahren Werte aus: $x_i = l_i + v_i$. Die Schlußrechenprobe besteht in dem Einsetzen der endgültigen Werte in die ursprünglichen Bedingungsgleichungen (1).

Anmerkung: Bei trigonometrischen Höhenbestimmungen ist das Gewicht ein anderes. Der Höhenunterschied wird bestimmt nach der Formel:

$$h = s \cdot \operatorname{ctg} z + \frac{1-k}{2r} s^2\,, \tag{1}$$

wo z die Zenitdistanz, $\frac{1-k}{2r} s^2$ die Korrektion für die Erdkrümmung und Refraktion bezeichnet.

Da die Entfernung s der Punkte als fehlerfrei angesehen werden kann, so rühren die Fehler hauptsächlich von der Winkelbeobachtung her. Wir können also unter Vernachlässigung des letzten Gliedes in Formel (1) den mittleren Fehler eines Höhenunterschiedes bestimmen nach:

$$m_h = \pm \frac{s}{\sin^2 z} m_z\,. \tag{2}$$

Die Zenitdistanzen sind meistens so wenig von 90^0 verschieden, daß wir $\sin^2 z = 1$ setzen können. Demnach ist der mittlere Fehler einer einzelnen Höhenbestimmung proportional der Entfernung s, das Gewicht daher umgekehrt proportional dem Quadrate der Entfernungen; also $g_i = \frac{1}{s_i^2}$. Im übrigen wird die Aufgabe behandelt wie ein geometrisches Nivellement.

§ 4. Ausgleichung von Dreiecksnetzen.

Ist in einer Dreieckskette eine Seite außer den sämtlichen Winkeln gemessen, so sind zur Bestimmung des 3. Punktes nur 2 Winkel nötig, für jeden der folgenden $(p-3)$ Punkte also 2 Winkel, so daß wir zur Festlegung von n Punkten $2+2(p-3)=2p-4$ Winkel messen müssen. Sind nun n Winkel gemessen, so ist die Anzahl der überschüssigen Messungen und damit die Anzahl der Bedingungsgleichungen:

$$r = n - 2p + 4\,.$$

Also sind für ein Viereck, indem alle 8 Winkel gemessen sind, $8 - 8 + 4 = 4$ Bedingungsgleichungen aufzustellen.

Um diese aufzustellen, geht man am besten mit der Konstruktion vor, indem man von einer Seite aus die einzelnen Stücke anträgt und für jeden neuen Punkt die Bedingungsgleichungen aufstellt.

Man unterscheidet im allgemeinen dabei 3 Klassen von Gleichungen:

I. Horizontal- oder Stationsgleichungen,
II. Dreiecks- oder Polygongleichungen,
III. Seitengleichungen.

Die letzteren haben auszudrücken, daß zwei oder mehr Seiten, die die Lage eines Punktes bestimmen, sich in diesem schneiden müssen.

Wir wollen uns die Aufstellung der Gleichungen an einem Beispiel theoretisch und praktisch klarmachen.

Aufgabe: In einem Viereck seien die Winkel $l_1 - l_8$ gemessen; außerdem ist eine Seite bekannt. Die Bedingungsgleichungen sind aufzustellen.

An die Seite a lege ich die Winkel l_1 und l_8 an und ich erhalte den Diagonalschnitt. Lege ich an l_8 noch den Winkel l_7 an, so schließt sich das Dreieck ACD und ich erhalte die Bedingung

(1) $$x_1 + x_8 + x_7 + x_6 = 180^0\,.$$

Trage ich nun bei C den Winkel l_5 an, so schließe ich das Dreieck BCD, wodurch ich eine zweite Bedingung erhalte:

$$(2) \qquad x_4 + x_5 + x_6 + x_7 = 180^0 .$$

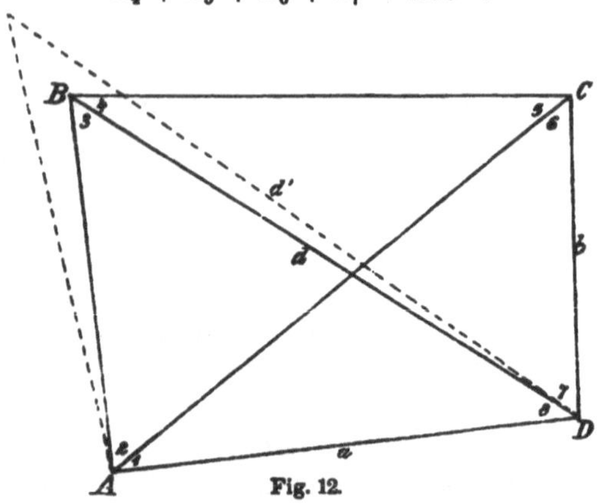

Fig. 12.

Lege ich nun noch die Winkel l_2 und l_4 an, so erhalte ich eine zweifache Bedingung, daß nämlich

$$(3) \qquad x_1 + x_2 + x_3 + x_8 = 180^0$$

sein muß, und daß der Strahl l_2 durch den Punkt B gehen muß.

Um die letztere Bedingung in einer Gleichung auszudrücken, berechne ich mir die Diagonale d.

Es ist

$$(I) \qquad b = \frac{a \cdot \sin x_1}{\sin x_6}$$

und

$$(II) \qquad d = \frac{b \cdot \sin(x_5 + x_6)}{\sin x_4} .$$

Setze ich (I) in (II) ein, so ist

$$d = \frac{a \sin x_1 \cdot \sin(x_5 + x_6)}{\sin x_4 \cdot \sin x_6} .$$

Es soll nun $d' = d$ sein, da angenommen ist, daß die 3 Linien sich nicht in dem gesuchten Punkte schneiden. d' ist aus dem Dreiecke ABD zu finden:

$$d' = \frac{a \cdot \sin(x_1 + x_2)}{\sin(x_1 + x_8 + x_2)} .$$

Da nun $d = d'$ sein soll, so ist auch:

$$\frac{a \cdot \sin x_1 \cdot \sin(x_5 + x_6)}{\sin x_4 \cdot \sin x_6} = \frac{a \cdot \sin(x_1 + x_2)}{\sin(x_1 + x_2 + x_8)}$$

oder

(4) $$\frac{\sin x_1 \cdot \sin(x_5 + x_6) \sin(x_1 + x_2 + x_8)}{\sin x_4 \cdot \sin x_6 \cdot \sin(x_1 + x_2)} = 1 .$$

Seitengleichung.

Somit hätten wir die 4 Bedingungsgleichungen aufgestellt. Es handelt sich nun darum, die Seitengleichung linear zu machen. Wir haben hierfür wieder die beiden bekannten Wege:

a) mit logarithmischen Differenzen.

$$\left.\begin{array}{l} \log\sin(l_1 + v_1) + \log\sin(l_5 + v_5 + l_6 + v_6) \\ + \log\sin(l_1 + v_1 + l_2 + v_2 + l_8 + v_8) \\ - \log\sin(l_4 + v_4) - \log\sin(l_6 + v_6) \\ - \log\sin(l_1 + v_1 + l_2 + v_2) \end{array}\right\} = \log 1 = 0 .$$

Die logarithmischen Fortschritte pro Sekunde seien δ. Wir erhalten also:

$$\begin{array}{l} \log\sin l_1 + v_1\delta + \log\sin(l_5 + l_6) + (v_5 + v_6)\delta \\ + \log\sin(l_1 + l_2 + l_8) + (v_1 + v_2 + v_8)\delta \\ - \log\sin(l_4 + v_4\delta) - \log\sin(l_6 + v_6\delta) \\ - \log\sin(l_1 + l_2) + (v_1 + v_2)\delta = 0 . \end{array}$$

Als Probe für das Absolutglied kann dienen:

$$2\sin\frac{l_i}{2}\cos\frac{l_i}{2} = \sin l_i .$$

b) mittels des Taylorschen Satzes.

$$\begin{array}{rl} \varphi(l_1 l_2 l_4 l_5 l_6 l_8) = & \log\sin(l_1 + v_1) + \log\sin[(l_5 + v_5) + (l_6 + v_6)] \\ & + \log\sin[(l_1 + v_1) + (l_2 + v_2) + (l_8 + v_8)] \\ & - \log\sin(l_4 + v_4) - \log\sin(l_6 + v_6) \\ & - \log\sin[(l_1 + v_1) + (l_2 + v_2)] . \end{array}$$

$$\begin{aligned}\varphi(l_1\, l_2 \ldots) = {} & \log\sin l_1 + \log\sin(l_5 + l_6) + \log\sin(l_1 + l_2 + l_8) \\ & - \log\sin l_4 - \log\sin l_6 - \log\sin(l_1 + l_2) \\ & + \frac{\mathrm{Mod}}{\varrho} \cdot \{v_1 [\mathrm{ctg}\, l_1 + \mathrm{ctg}(l_1 + l_2 + l_8) - \mathrm{ctg}(l_1 + l_2)] \\ & + v_2 [\mathrm{ctg}(l_1 + l_2 + l_8) - \mathrm{ctg}(l_1 + l_2)] - v_4 \cdot \mathrm{ctg}\, l_4 \\ & + v_5 \cdot \mathrm{ctg}(l_5 + l_6) + v_6 [\mathrm{ctg}(l_5 + l_6) - \mathrm{ctg}\, l_6] \\ & + v_8 \cdot [\mathrm{ctg}(l_1 + l_2 + l_8)]\} = 0\,.\end{aligned}$$

$$\frac{\mathrm{Mod}}{\varrho} = \frac{0{,}43429}{206265} = 0{,}0000021055\,.$$

Nun soll das erste Glied vorstehender Gleichung in Einheiten der sechsten Dezimale gebracht werden (da wir zur Berechnung sechsstellige Logarithmen benutzen); folglich muß auch das zweite Glied mit 10^6 multipliziert werden.

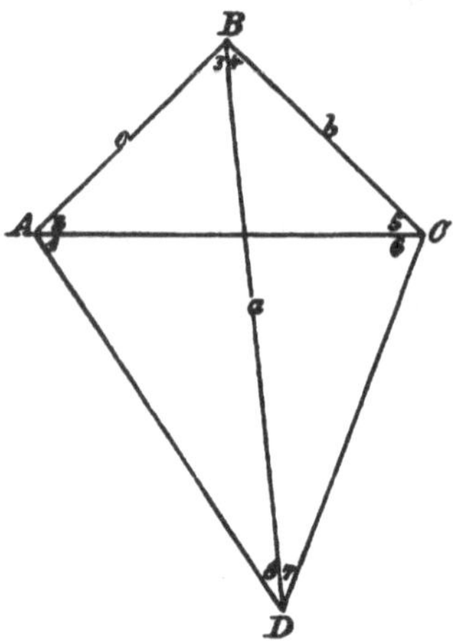

Fig. 13.

Es ist dann:

$$10^6 \frac{\mathrm{Mod}}{\varrho} = 2{,}1055\,.$$

Man kann auch die ganze Bedingungsgleichung mit

$$\frac{\varrho}{10^6\,\mathrm{Mod}} = 0{,}4749$$

multipizieren. Auch hier haben wir für das Absolutglied eine Probe:

$$\sin l_i = 2 \sin\frac{l_i}{2} \cdot \cos\frac{l_i}{2}\,.$$

Beispiel: Im Viereck $ABCD$ sind folgende 8 Winkel gleich genau gemessen:

$$\begin{aligned} l_1 &= 55^0\,17'\,48'' & l_5 &= 63^0\,39'\,22'' \\ l_2 &= 37^0\,53'\,54'' & l_6 &= 55^0\,12'\,01'' \\ l_3 &= 42^0\,15'\,11'' & l_7 &= 24^0\,57'\,02'' \\ l_4 &= 36^0\,11'\,37'' & l_8 &= 44^0\,33'\,11''\,. \end{aligned}$$

Wir erhalten die 4 Bedingungsgleichungen:

$$(1)\quad (l_1 + v_1) + (l_2 + v_2) + (l_3 + v_3) + (l_8 + v_8) = 180^0 .$$

$$(2)\quad (l_4 + v_4) + (l_5 + v_5) + (l_6 + v_6) + (l_7 + v_7) = 180^0 .$$

$$(3)\quad (l_2 + v_2) + (l_3 + v_3) + (l_4 + v_4) + (l_5 + v_5) = 180^0 .$$

$$(4)\quad \frac{\sin(l_5 + v_5 + l_6 + v_6)\sin(l_2 + v_2)\sin(l_8 + v_8)}{\sin(l_7 + v_7)\sin(l_5 + v_5)\sin(l_1 + v_1 + l_2 + v_2)} = 1 .$$

Linearmachen der Seitengleichung:

$$\begin{aligned}
&\log\sin 118^0\,51'\,23'' + (v_5 + v_6)\,\delta = 9{,}942421 - 1{,}1\,(v_5 + v_6)\\
&\log\sin \ \ 37^0\,53'\,54'' + v_2\,\delta \qquad = 9{,}788354 + 2{,}7\,v_2\\
&\log\sin \ \ 44^0\,33'\,11'' + v_8\,\delta \qquad = 9{,}846071 + 2{,}1\,v_8\\
&\hline
&\qquad\qquad\qquad\qquad\qquad\qquad\quad 9{,}576846
\end{aligned}$$

$$\begin{aligned}
&\log\sin \ \ 24^0\,57'\,02'' + v_7\,\delta \qquad = 9{,}625144 + 4{,}5\,v_7\\
&\log\sin \ \ 63^0\,39'\,22'' + v_5\,\delta \qquad = 9{,}952379 + 1{,}0\,v_5\\
&\log\sin \ \ 93^0\,11'\,42'' + (v_1 + v_2)\,\delta = 9{,}999325 - 0{,}2\,(v_1 + v_2)\\
&\hline
&\qquad\qquad\qquad\qquad\qquad\qquad\quad 9{,}576848
\end{aligned}$$

$$9{,}576846 - 9{,}576848 = -2 = -w .$$

Die Kontrolle wurde ausgeführt nach: $2\sin\frac{l_i}{2}\cos\frac{l_i}{2} = \sin l_i$ und zeigt übereinstimmende Resultate.

Ordnen wir nun die Seitengleichung, so erhalten wir:

$$(4\,\mathrm{a})\quad \begin{cases} +0{,}2\,v_1 + 2{,}9\,v_2 - 2{,}1\,v_5 - 1{,}1\,v_6 - 4{,}5\,v_7 \\ \qquad + 2{,}1\,v_8 - 2{,}0 = 0 . \end{cases}$$

Lösen wir nun auch die anderen Gleichungen auf, so erhalten wir die 4 Korrelatengleichungen:

$$(\mathrm{a})\quad v_1 + v_2 + v_3 + v_8 = -4 .$$

$$(\mathrm{b})\quad v_4 + v_5 + v_6 + v_7 = -2 .$$

$$(\mathrm{c})\quad v_2 + v_3 + v_4 + v_5 = -4 .$$

$$(\mathrm{d})\quad 0{,}2\,v_1 + 2{,}9\,v_2 - 2{,}1\,v_5 - 1{,}1\,v_6 - 4{,}5\,v_7 + 2{,}1\,v_8 = +2 .$$

Daraus erhalten wir die Normalgleichungen:

$$
\begin{array}{l}
4\,k_a + 0\,k_b + 2\,k_c + 5{,}2\,k_d + 4 = 0 \\
0\,k_a + 4\,k_b + 2\,k_c - 7{,}7\,k_d + 2 = 0 \\
2\,k_a + 3\,k_b + 4\,k_c + 0{,}8\,k_d + 4 = 0 \\
5{,}2\,k_a - 7{,}7\,k_b + 0{,}8\,k_c + 38{,}73\,k_d - 2 = 0 \\
\hline
11{,}2\,k_a - 1{,}7\,k_b + 8{,}8\,k_c + 37{,}03\,k_d + 8 = 0\,.
\end{array}
$$

Dasselbe Resultat zeigte die Summenprobe.

Die hieraus hergeleiteten einmal reduzierten Normalgleichungen sind:

$$
\begin{array}{l}
4\,k_b + 2\,k_c - 7{,}7\,k_d + 2 = 0 \\
2\,k_b + 3\,k_c - 1{,}8\,k_d + 2 = 0 \\
-7{,}7\,k_b - 1{,}8\,k_c + 31{,}97\,k_d - 7{,}2 = 0 \\
\hline
-1{,}7\,k_b + 3{,}2\,k_c + 22{,}47\,k_d - 3{,}2 = 0 \\
-1{,}7\,k_b + 3{,}2\,k_c + 22{,}47\,k_d - 3{,}2 = 0
\end{array}
$$

einmal reduzierte Summengleichung.

Zweimal reduzierte Normalgleichungen:

$$
\begin{array}{l}
2\,k_c + 2{,}05\,k_d + 1 = 0 \\
2{,}05\,k_c + 17{,}15\,k_d - 3{,}35 = 0 \\
\hline
4{,}05\,k_c - 19{,}2\,k_d - 2{,}35 = 0 \\
4{,}05\,k_c - 19{,}2\,k_d - 2{,}35 = 0
\end{array}
$$

zweimal reduzierte Summengleichung.

Dreimal reduzierte Normalgleichung:

$$
\begin{array}{l}
15{,}05\,k_d - 4{,}37 = 0 \\
15{,}1\,k_d - 4{,}38 = 0
\end{array}
$$

dreimal reduzierte Summengleichung.

Hieraus ergibt sich

$$k_d = +0{,}290$$

und durch Einsetzen in obige Gleichungen (doppelt):

$$k_c = -0{,}795$$

$$k_b = +0{,}453$$

$$k_a = -0{,}980\,.$$

Probe durch Einsetzen in die erste Summengleichung:

$$-10{,}97 - 0{,}77 - 7{,}00 + 10{,}74 + 8 = 0$$

$$-18{,}74 + 18{,}74 = 0\,.$$

Unsere Verbesserungen lauten dann:

	vvp
$v_1 = -0{,}92$;	0,8464
$v_2 = -0{,}93$;	0,1649
$v_3 = -1{,}78$;	3,1684
$v_4 = -0{,}34$;	0,1156
$v_5 = -0{,}95$;	0,9025
$v_6 = +0{,}13$;	0,0169
$v_7 = -0{,}85$;	0,7225
$v_8 = -0{,}37$;	0,1369
	$[vvp] = 6{,}7741\,.$

Probe: $\Sigma = -3{,}92 + 0{,}91 - 3{,}18 - 0{,}58 = -6{,}77$

$\Sigma = -4{,}0 \;\; - 1{,}0 \;\; - 0{,}5 \;\; - 1{,}13 = -6{,}63\,.$

Probe:

$$[vvp] = -[wk]$$

$$[vvp] = -3{,}920 + 0{,}906 - 3{,}180 - 0{,}580 = -6{,}774\,.$$

Fügen wir diese Verbesserungen den entsprechenden Winkeln zu, so erhalten wir die endgültigen Werte, die wir durch Einsetzen in die ursprünglichen Bedingungsgleichungen noch einmal prüfen.

Anmerkung: Sind statt der Winkel in einem Netz die gemessenen Richtungen gegeben, so fassen wir die Differenz je zweier Richtungen als einen Winkel auf, stellen uns die Winkelgleichungen her und führen in die umgeformten Bedingungsgleichungen wieder die Differenz der Richtungen ein.

§ 5. Allgemeine Bemerkungen über Aufstellung von Bedingungsgleichungen in Dreiecksnetzen.

Hat man in einer Dreieckskette nur die gemessenen Winkel, so stellt man für jedes Dreieck die Bedingungsgleichung auf. Wir haben also so viel Bedingungsgleichungen, wie Dreiecke vorhanden sind.

Anders verhält es sich, wenn in einem solchen Netze auch eine Seite bekannt ist. Wir nennen solche Netzteile, für welche die Seitengleichung aus Systemen von Dreiecken entwickelt wird, die ein und dieselbe Spitze haben, „Zentralsysteme“ und die gemeinsame Spitze den „Zentralpunkt“ oder die „Spitze des Zentralsystems“.

Es bezeichne:

p die Anzahl der Punkte,

q „ „ „ Verbindungslinien,

w „ „ „ Winkel,

r „ „ „ Bedingungsgleichungen.

Haben wir z. B. eine Dreieckskette mit 5 Punkten, so ist, da zur Festlegung derselben $(p-3)2+2=2p-4$ Winkel gemessen werden müssen, die Anzahl der Bedingungsgleichungen gleich:

$$r = w - (2p - 4) = w - 2p + 4 .$$

Ist die Anzahl der einseitigen Linien $=q'$, so ist die Anzahl der Bedingungsgleichungen, wenn man die Anzahl der 4 vorwärts oder rückwärts angeschnittenen Punkte mit p' bezeichnet, so daß $(p-p')$ Punkte übrig bleiben und ebenso viele Seiten:

$$(q - q')r = (q - q') - (p - p') + 1 .$$

Für die III. Klasse von Gleichungen (Seitengleichungen) ergibt sich, da zur Festlegung $(p-3)2+3$ Seiten erforderlich sind:

$$r = q - (2p - 3) .$$

Sammlung Schubert

Sammlung mathematischer Lehrbücher.

Verzeichnis der erschienenen und projektierten Bände.

Erschienen sind bis April 1906:

Band I: **Elementare Arithmetik und Algebra** von Professor Dr. Hermann Schubert in Hamburg. M. 2.80.

„ II: **Elementare Planimetrie** von Prof. W. Pflieger in Münster i. E. M. 4.80.

„ III: **Ebene und sphärische Trigonometrie** von Dr. F. Bohnert in Hamburg. M. 2.—.

„ IV: **Elementare Stereometrie** von Dr. F. Bohnert in Hamburg. M. 2.40.

„ V: **Niedere Analysis I. Teil: Kombinatorik, Wahrscheinlichkeitsrechnung, Kettenbrüche und diophantische Gleichungen** von Prof. Dr. Hermann Schubert in Hamburg. M. 3.60.

„ VI: **Algebra mit Einschluß der elementaren Zahlentheorie** von Dr. Otto Pund in Altona. M. 4.40.

„ VII: **Ebene Geometrie der Lage** von Prof. Dr. Rud. Böger in Hamburg. M. 5.—.

„ VIII: **Analytische Geometrie der Ebene** von Prof. Dr. Max Simon in Straßburg. M. 6.—.

„ IX: **Analyt. Geometrie d. Raumes I. Teil: Gerade, Ebene, Kugel** von Prof. Dr. Max Simon in Straßburg. M. 4.—.

„ X: **Differential- und Integralrechnung I. Teil: Differentialrechnung** von Prof. Dr. W. Franz Meyer in Königsberg. M. 9.—.

„ XI: **Differential- und Integralrechnung II. Teil: Integralrechnung** von Prof. Dr. W. Franz Meyer in Königsberg. M. 10.—.

„ XII: **Darstellende Geometrie I. Teil: Elemente der darstellenden Geometrie** von Dr. John Schröder in Hamburg. M. 5.—.

„ XIII: **Differentialgleichungen** von Prof. Dr. L. Schlesinger in Klausenburg. 2. Aufl. M. 8.—.

„ XIV: **Praxis der Gleichungen** von Prof. Dr. C. Runge in Hannover. M. 5.20.

„ XIX: **Wahrscheinlichkeits- und Ausgleichungsrechnung** von Dr. Norbert Herz in Wien. M. 8.—.

„ XX: **Versicherungsmathematik** von Dr. W. Großmann in Wien. M. 5.—.

„ XXV: **Analytische Geometrie des Raumes II. Teil: Die Flächen zweiten Grades** von Prof. Dr. Max Simon in Straßburg. M. 4.40.

„ XXVII: **Geometr. Transformationen I. Teil: Die projektiven Transformationen nebst ihren Anwendungen** von Prof. Dr. Karl Doehlemann in München. M. 10.—.

Band XXIX: **Allgemeine Theorie der Raumkurven u. Flächen I. Teil** von Prof. Dr. Victor Kommerell in Reutlingen u. Prof. Dr. Karl Kommerell in Heilbronn. M. 4.80.

„ XXXI: **Theorie der algebraischen Funktionen und ihrer Integrale** von Oberlehrer E. Landfriedt in Straßburg. Mk. 8.50.

„ XXXII: **Theorie und Praxis der Reihen** von Professor Dr. C. Runge in Hannover. M. 7.—.

„ XXXIV: **Liniengeometrie mit Anwendungen I. Teil** von Prof. Dr. Konrad Zindler in Innsbruck. M. 12.—.

„ XXXV: **Mehrdimensionale Geometrie I. Teil: Die linearen Räume** von Prof. Dr. P. H. Schoute in Groningen. M. 10.—.

„ XXXVI: **Mehrdimensionale Geometrie II. Teil: Die Polytope** von Prof. Dr. P. H. Schoute in Groningen. M. 10.—.

„ XXXVIII: **Angewandte Potentialtheorie in elementarer Behandlung** I. Teil von Prof. E. Grimsehl in Hamburg. M. 6.—.

„ XXXIX: **Thermodynamik I. Teil** von Prof. Dr. W. Voigt in Göttingen. M. 10.—.

„ XL: **Mathematische Optik** von Prof. Dr. J. Classen in Hamburg. M. 6.—.

„ XLI: **Theorie der Elektrizität und des Magnetismus I. Teil: Elektrostatik und Elektrokinetik** von Prof. Dr. J. Classen in Hamburg. M. 5.—.

„ XLII: **Theorie der Elektrizität und des Magnetismus II. Tl.: Magnetismus u. Elektromagnetismus** von Prof. Dr. J. Classen in Hamburg. M. 7.—.

„ XLIII: **Theorie der ebenen algebraischen Kurven höherer Ordnung** von Dr. Heinr. Wieleitner in Speyer. M. 10.—.

„ XLIV: **Allgemeine Theorie der Raumkurven und Flächen II. Teil** von Prof. Dr. Victor Kommerell in Reutlingen und Professor Dr. Karl Kommerell in Heilbronn. M. 5.80.

„ XLV: **Niedere Analysis II. Teil: Funktionen, Potenzreihen, Gleichungen** von Prof. Dr. Hermann Schubert in Hamburg. M. 3.80.

„ XLVI: **Thetafunktionen u. hyperelliptische Funktionen** von Oberlehrer E. Landfriedt in Straßburg. M. 4.50.

„ XLVIII: **Thermodynamik II. Teil** von Prof. Dr. W. Voigt in Göttingen. M. 10.—.

„ XLIX: **Nichteuklidische Geometrie** von Prof. Dr. Heinr. Liebmann in Leipzig. M. 6.50.

„ L: **Gewöhnliche Differentialgleichungen beliebiger Ordnung** von Dr. J. Horn, Professor an der Bergakademie zu Clausthal. M. 10.—.

„ LI: **Liniengeometrie mit Anwendungen II. Teil** von Prof. Dr. Konrad Zindler in Innsbruck. M. 8.—.

In Vorbereitung bzw. projektiert sind:

Elemente der Astronomie von Dr. Ernst Hartwig in Bamberg.
Mathematische Geographie von Dr. Ernst Hartwig in Bamberg.
Darstellende Geometrie von Prof. Dr. Th. Schmid in Wien.
Geschichte der Mathematik von Prof. Dr. A. v. Braunmühl und Prof. Dr. S. Günther in München.
Dynamik von Prof. Dr. Karl Heun in Karlsruhe.
Technische Mechanik von Prof. Dr. Karl Heun in Karlsruhe.
Geodäsie von Prof. Dr. A. Galle in Potsdam.
Allgemeine Funktionentheorie von Dr. Paul Epstein in Straßburg.
Räumliche projektive Geometrie.
Geometrische Transformationen II. Teil von Prof. Dr. Karl Doehlemann in München.
Elliptische Funktionen von Dr. Karl Boehm in Heidelberg.
Allgemeine Formen- und Invariantentheorie von Prof. Dr. W. Franz Meyer in Königsberg.
Angewandte Potentialtheorie in elementarer Behandlung II. Teil von Prof. E. Grimsehl im Hamburg.
Liniengeometrie III. Teil von Prof. Dr. Konrad Zindler in Innsbruck.
Kinematik von Prof. Dr. Karl Heun in Karlsruhe.
Elektromagnetische Lichttheorie von Prof. Dr. J. Classen in Hamburg.
Gruppen- u. Substitutionentheorie v. Prof. Dr. E. Netto in Gießen.
Theorie der Flächen dritter Ordnung.
Mathematische Potentialtheorie v. Prof. Dr. A. Wangerin in Halle.
Elastizitäts- und Festigkeitslehre im Bauwesen von Dr. ing. H. Reißner in Berlin.
Elastizitäts- und Festigkeitslehre im Maschinenbau von Dr. Rudolf Wagner in Stettin.
Graphisches Rechnen von Prof. Aug. Adler in Wien.
Partielle Differentialgleichungen von Prof. J. Horn in Clausthal.
Theorie der geometrischen Konstruktionen von Prof. Aug. Adler in Wien.
Vektorenanalyse.
Spezielle algebraische und transcendente ebene Kurven von Dr. Heinrich Wieleitner in Speyer.
Grundlehren der geographischen Ortsbestimmung von Dr. K. Graff in Hamburg.
Grundlagen der theoretischen Chemie von Dr. Franz Wenzel in Wien.

FSC
www.fsc.org
MIX
Papier | Fördert gute Waldnutzung
FSC® C083411

Zeitfracht Medien GmbH
Ferdinand-Jühlke-Straße 7
99095 Erfurt, Deutschland
produktsicherheit@kolibri360.de